扭曲心理、致鬱過程、心理障礙、認知偏離……

深度剖析憂鬱症成因與特徵，在最深的黑暗中尋找自我

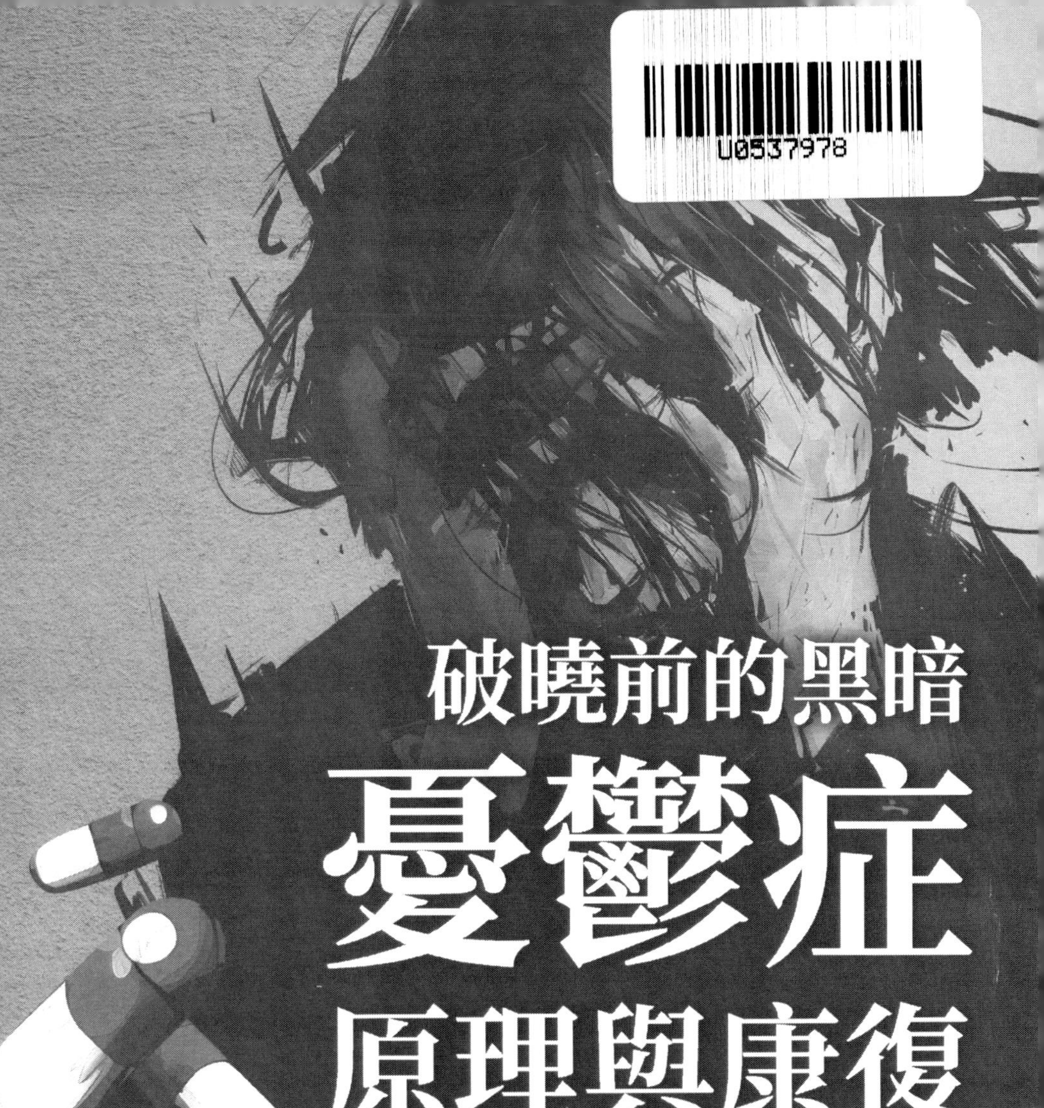

破曉前的黑暗

憂鬱症原理與康復

DEPRESSION

◎自律的人更容易患憂鬱症？

◎忙起來，就沒時間憂鬱了？

◎治好憂鬱一定要暴露自己？

虛汗淋漓｜腸胃痙攣｜失眠｜情緒失控｜自殺傾向

一本書帶你理解憂鬱症症狀，

揭開治療真相，助你找到出路！

作者患病長達 30 餘年，10 餘年傾力鑽研，1 年潛心創作

從憂鬱症患者到憂鬱症研究專家

首次公開獨創的「秋水理論」

袁運錄，袁媛 著

目錄

目錄

第二篇　治療與康復

推薦序

憂鬱症一詞越來越頻繁地在我們的生活中出現，尤其是各種因為憂鬱症而自殺的新聞或報導，讓我們感到惋惜。

從前，我和大多數人一樣，以為憂鬱症就只是因為想不開。後來系統性地接觸心理學，我開始意識到，原來憂鬱症是一種病，和感冒發燒一樣。但那個時候我也僅僅是知道而已，並不能從感性層面理解得了憂鬱症到底意味著什麼，到底是怎樣一種感覺，以及到底該怎樣去治療和幫助憂鬱症患者。

本書對憂鬱症患者受憂鬱症折磨時的感受、表現的描繪，讓人感受到他們的那種崩潰、無助和絕望。我想這也是作者的意圖 —— 不僅讓憂鬱症患者在其中找到共鳴，也希望這個世界上有更多的人能夠理解他們，包容他們，愛他們。

書中有很多感觸至深的描述。

有名女患者曾經這樣描述她的痛苦：「體化症，真的很難熬。因為大腦知道自己身體承受疼痛的臨界點在哪裡，所以總是讓身體承受最大程度的疼痛而不至於痛暈過去。」

我想在理解他人痛苦這一塊，人的想像力是匱乏的，可以說世界上沒有真正的感同身受。普通人能夠體會到的，只是他們痛苦的冰山一角。憂鬱症患者的自傷和自殺是一種轉移和擺脫精神上龐大痛苦的無奈的選擇。

不管你是憂鬱症患者，還是你身邊有憂鬱症家人或朋友，或是你想了解憂鬱症這個族群，我認為這本書都值得你研讀。

推薦序

這本書中的一些話，讓我想起《瘋人說：精神病院醫生手記》這本書，作者在他的書中指出了精神病的成因——「關鍵不是個體疾病的治癒，精神癌症的關鍵，不在腦子裡，而在於關係。你今天治好了他的腦子，一旦把他放回社會裡，關係的癌症就會再將他破碎掉」。有時候可能不是他們病了，病的是整個社會。有時候憂鬱症患者缺的不是醫療方案，而是關愛。

我與袁先生相識於2019年5月，當時正在舉辦「心理輔導員培訓班」，我受邀為大家授課。

作為年齡最大的一名學員，袁先生的好學善思和對心理諮商的熱愛當時就讓我留下了非常深刻的印象。後常有接觸，常使我敬佩！他日日聞雞起舞（每天四、五點起床），筆耕不輟（每日幾千字的寫作），勤學篤行（學習了大量中外心理學哲學）。

袁先生因為聽過我幾次課，就要尊我為師，但我自覺愧不敢當。他與眾不同的思想和思考方式，在其眾多文章中能夠展現出來。尤其他介入過的一些案例，讓我暗暗稱奇。

袁先生從小身患嚴重口吃和強迫症，後面「火車悟道」創立他的「秋水理論」，這種傳奇式的個人經歷讓我看到了他身上煥發的自強不息的精神，這種精神使他自然地接觸到了他的職業原鄉。於是他一發不可收。心有所安，力有所用。發表口吃、社交恐懼、強迫症、失眠、憂鬱症等心理研究文章上千篇，接受過大量心理困擾者的求助諮商。對此我由衷地為袁先生感到高興！

讀完這本幾十萬字的書，我發現其結構和思路都非常清晰明瞭。從憂鬱的概念、類型、症狀、病因到治療和康復方法以及大量真實的治療案例，作者抽絲剝繭，一步一步為讀者揭示憂鬱症的本質，並為憂鬱症患者的治療和康復帶來希望。

最讓人稱道的是，關於憂鬱症病因和治療，作者提出許多創見。他把憂鬱比作種子，種子經歷「播種」、「生根」、「發芽」、「開花」和「結果」五個過程之後，就成了憂鬱症。而且這五個環節，環環相扣，互為因果，在書中被淋漓盡致地娓娓道來。

「秋水理論」是這本書提出的治療方法的基礎和核心。該理論基於逆向思考和儒釋道文化，認為憂鬱症狀雖然是構成憂鬱恐懼心理的基礎，但恐懼心理往往是由認知態度決定的。對憂鬱的錯誤態度才是患憂鬱症的真正原因。憂鬱症是由嚴重的心理問題導致的一系列生理功能紊亂，心理問題在先，生理紊亂在後。

除了改變思想認知，作者也提倡藥物治療。藥物可以對症治療，防止患者走入極端，但藥物不能治本。憂鬱症，必須藥物調理＋心理輔導＋社會支持，相輔相成，才能標本兼治。

另外，還有一個值得關切的重點：本書展示了作者自己做過的大量真實案例，涉及中小學生、大學生、博士、公務員、教師、商人、單親媽媽等眾多族群，涵蓋了考試焦慮、學習障礙、家庭關係、社交障礙、失戀、婚姻等各個方面的憂鬱問題。其中有當事人的困惑，也有作者的輔導、思考和解讀，能夠為讀者帶來許多啟發和感悟。

書中很多地方採用批判性思考，以新穎的視角，獨闢蹊徑，詮釋了憂鬱症的發病機理和康復，這無疑是學術上的一種創新。

作為好友，我也經常與作者討論，並經常提出一些個人見解，袁先生總能虛心聽取。我曾向作者提出建議：第一，要有系統性的療效證據。在心理學研究和實踐中，要注意收集每一個案前、中、後呈現的狀況，形成系統性的證據來說明療效。第二，要以心理學倫理作為「緊箍咒」，來規範心理學研究與實踐，始終以來訪者利益為第一要義。唯此，大膽就是創見，否則就是傷害。

令人欣慰的是，透過全書，作者用自己的親身經歷和靈魂自省，苦口婆心地與來訪者深度同理，喚醒了一個個沉睡的生命和靈魂，值得我們去學習和思考。

最後我想對憂鬱症患者說：情緒的產生沒有對錯，每種情緒都是生而為人的體驗，都在提醒我們是否有些需求未被滿足，是否有些事想要去捍衛等等。感到悲傷並不是什麼丟臉的事，誰都想被疼愛，不要在孤獨裡徘徊，天黑過後才擁有光彩，才看見微光的存在。

熊紅星

自序 —— 大道至簡，脫胎換骨

「憂鬱」這個詞，總在我腦海中閃爍、徘徊，揮之不去。直到 2019 年元月，母親臥病在床，我再次陷入了憂鬱，也曾經多次萌發輕生的念頭，甚至想和母親一起結束生命。

如果不懂得情緒規律，後果或許難以預料。如果真是那樣，我的家人將會多麼傷心。我突然萌發了創作這本書的念頭，讓更多人真正了解情緒，正確管理情緒。

利用照顧母親的空閒，我日夜寫作。幾個月後，我的頸椎出現了嚴重問題，一邊治療一邊寫作。9 月份，書稿全部完成，本書也於 2019 年年底出版面世。

2021 年 6 月 17 日，母親去世後，我再度陷入悲痛和憂鬱之中。連假之後，我重新振作了起來。「憂鬱」也從網路上、電視和生活的各個角落冒出來，鋪天蓋地進入了我的視野。

10 月 26 日，我告訴妻子決定創作憂鬱症的書，我要把自己掌握的憂鬱症的機理告訴世人，憂鬱症不是大家認為的那樣。雖然對憂鬱的研究作品多如牛毛，但大眾對憂鬱的認知還停留在淺顯的因果關係上，而忽略了背後深層次的本質。

因為具有與常人不同的思維，並且多年以逆行者的精神獨闢蹊徑找到了治療憂鬱症的密碼，這才有了創作本書的底氣。

憂鬱症之所以成為世界性難題和頭號精神殺手，相當程度上是因為人們對它的誤判。憂鬱症其實就是被恐懼和強迫思考籠罩下的幽靈，只要抓住它的「七寸」，憂鬱症就會束手就擒。

通俗點說，憂鬱症患者就像氣閥被堵死的壓力鍋，鍋底下的火仍在熊熊燃燒，結果會怎樣？

在相關法案頒布之前，我用親身經歷做了很多個案，特別是因為口吃、社交恐懼和學業等問題陷入憂鬱的人。雖然他們的症狀不同，但他們的根本卻相同，都是因為想法出軌，治療方向反了。

孔子說：「朝聞道，夕可死矣。」學習了各家各派的思想理論，走過太多彎路，收穫卻是滿滿的教訓。正是接踵而至的失敗，才換來靈魂的自省和脫胎換骨。

「吃一塹，長一智。」無論吃虧或失敗，都是領悟道路上不可缺少的環節。靠自己摸索出來的領悟固然深刻，但不划算；靠走彎路或失敗換來的教訓彌足珍貴，卻耗不起。

毋庸置疑，若能得到高人指點，就能加快領悟程序；向過來人學習，向掌握真理的領悟者學習，借鑑他們成功的經驗，能節省大量的時間和財力、物力。

解脫之道萬千重，現代人尤其是那些被無名煩惱困住的人，總想一步登天。然而，領悟不是靠空想，必須貫穿學習思考和分享的全過程。只要你領悟憂鬱症的原理，自然就會踐行道理。只有領悟和實踐相輔相成，知行合一，憂鬱症患者才能真正獲得康復。躲到深山，脫離現實的空想，面壁十年的冥想或閉門造車，注定是做不出所以然來的。

孔子說：「三人行，必有我師焉。」懷著感恩的心，向身邊的人尤其向成功或失敗者虛心學習，學以致用，投入生活，反思自己，才能真正獲得領悟。

憂鬱症的本質就是對憂鬱的憂鬱。「抗鬱」的提法實在不妥，有失偏頗。「抗鬱」一說，容易誤導公眾，讓患者更加相信要迎頭撞擊憂鬱，堵死憂鬱。為了「抗鬱」，有的出門修行，有的躲在家裡，遊走於死亡邊緣，與命運抗爭，與死神接吻。

憂鬱症其實就是抖出來的毛病，憂鬱不過是一種淤堵的情緒。世界上有誰能堵死大江東去？解決問題，應該了解其內在規律，按規律辦事，才能輕鬆解決。就如大禹採用疏而不堵的策略戰術，輕鬆駕馭黃河，因為大禹順天道，行人道。

2016 年，有讀者來信，說在圖書館看到拙著《口吃原理與康復》後，走出了多年憂鬱的陰影。我開始覺得本書對憂鬱症治療具有同樣的價值。事實上，憂鬱症和口吃病同根同源，都是因為堵截負面情緒導致軀體化。只不過口吃的軀體化主要固定在發音器官組織。

憂鬱症當然也有其特殊性。從 2016 年起我就開始關心憂鬱症，並且幫助來訪者擺脫心理困擾。正是讀者的認可，才讓我有信心來著述本書。我採用了《口吃原理與康復》一書的模板，採用張景暉理論和後來發展起來的秋水理論。

本書選用大量案例，大多源於 2018 年之前做過的個案。考慮到書不能太冗長，我把一些與前著有重複的內容做了刪除處理，但為了理論的連貫性，還是保留了前面著作中的一些經典內涵。

本書雖然通俗易懂，可患者的錯誤認知根深蒂固，不易改變，患者必須勤加自省，不可大意。如果對憂鬱也包括對自己、對社會、對世界的看法不改變，即使沒有對抗，沒有軀體化，憂鬱症的康復還是不可期。領悟的前提是看清憂鬱的本質，自信的前提是本錢，心裡沒譜，嘴上空喊是沒用的。當你對憂鬱症的原理和康復途徑瞭如指掌，自然就知道該怎麼做了，信心也就來了。這就要患者認真揣摩本書，直至透澈理解本意。不可稍有心得或者自我感覺良好便沾沾自喜，止步不前，以往的失敗者都是如此。話說了這麼多，無非是感慨憂鬱症之怪、痛苦之深。千言萬語，真誠希望病友得此書時能細細品味，早日解脫，回歸美好生活。

值得一提的是，本書的重點在於前面的基本定義和後面的案例實戰。本書在創作過程中難免會有錯誤和缺陷，懇望讀者批評指正。

妻子彭愛英女士對我的研究一如既往地支持，她為此承擔了全部的家務；女兒袁媛在本書的稿件整理和分析中承擔了大量的工作，她的許多建議非常寶貴。

朱利老師對本書的觀點定型提出了許多建設性的意見，使本書的案例分析更接地氣；心理諮商師聶志芬為本書整理稿件時出了不少力，在此一併表示感謝。

為了維護「秋水理論」的智慧財產權，陶秭宇律師默默無聞地付出辛勞，特邀兼任本書的法律顧問，在此表示感謝！

袁運錄

第一篇　憂鬱原理

快節奏的生活容易引起精神壓抑和人心浮躁，加上現代社會競爭激烈，憂鬱的人越來越多，這恐怕是不爭的事實。憂鬱因此被貼上時代標籤，成為現代生活的流行詞。

據報導，全球約有 3.5 億人受憂鬱困擾。儘管如此，此症仍未引起人們全面重視，更多的是消極隱瞞和對它的誤解。不要以為這是危言聳聽，或許你非常熟悉、看起來非常陽光的人此刻就在暗夜裡忍受憂鬱症的折磨，只是我們不知道而已。

憂鬱症並非現代病，自古有之。早在先秦時，《黃帝內經》便出現關於「鬱」病的觀念。《素問‧陰陽應象大論篇》記載：「怒傷肝、喜傷心、思傷脾、憂傷肺、恐傷腎。」

漢代張仲景在《金匱要略》中記載過一種病：「意欲食，復不能食，常默然，欲臥不能臥，欲行不能行……」

明代張景嶽在《景嶽全書‧鬱證》中記載：「凡五氣之鬱則諸病皆有，此因病而鬱也。至若情志之鬱，則總由乎心，此因鬱而病也。」

清代葉天士則在書中記載：「鬱則氣滯，氣滯久必化熱，熱鬱則津液耗而不流……延及鬱勞沉病。」

第一章

憂鬱概述

第一節　何謂憂鬱

從字面來看，憂鬱就是情緒受阻，鬱鬱寡歡。

生活中每個人都會遇到不如意的事，如事業挫折、婚姻失敗、家庭矛盾、親人離世、學業負擔、身體生病等。每當這些負面事件發生時，我們都會體驗到悲傷和痛苦，甚至絕望。儘管如此，許多人也不願意將悲傷、痛苦表達出來而壓抑到內心深處，久而久之成為折磨人的一種情緒，我們稱之為憂鬱情緒。

不光人會憂鬱，萬物都會出現憂鬱。憂鬱的含義非常廣泛。狹義上，有客觀性憂鬱，也有主觀性憂鬱；廣義上，有人類的憂鬱、社會的憂鬱、國家的憂鬱、大自然的憂鬱等等。客觀世界都有其固定運行的規律和靜動平衡的系統化原則。如果系統化被打破，並且長期得不到修復，系統就會因失衡而產生憂鬱。

個體是社會的基礎，個人出現憂鬱，會引起周邊一定範圍內的社會憂鬱；當社會性憂鬱達到一定規模，必然引起國家憂鬱；一個國家如果出現憂鬱，又會影響國家決策乃至國際形勢的動盪不安。

本書主要研究人類個體化憂鬱和心理發展變化的規律。

第二節　憂鬱界定

憂鬱分為常態和病態兩種。常態憂鬱，是指沒有心理衝突、心理糾纏和心理問題的憂鬱現象，包括心理、生理和行為的異常，如義憤填膺，心情低落，孤獨無助，傷感鬱悶，心慌氣短，心跳加速，全身發抖，四肢發涼，頭暈目眩，四肢無力，思考遲鈍，記憶減退，嚴重失眠等等。有常態憂鬱的人，雖然也有難言之隱，但對憂鬱本身（包括伴隨性生理異常）並不感到困擾和焦慮，也就是說，他們沒有憂鬱心理問題。

病態憂鬱，是指伴有心理衝突、心理糾纏和心理問題的憂鬱。病態憂鬱，不僅有憂鬱情緒，更有對憂鬱情緒揮之不去的恐懼、強迫、焦慮、憤怒、困擾和絕望等，是涉及家庭、社會、情感、生理和認知等綜合性的心理問題。具體表現為以憂鬱情緒、掩飾憂鬱、對抗憂鬱、逃避憂鬱為外顯特徵，伴隨自律神經失調，局部肌肉、器官、組織的緊張抽搐性痙攣、疼痛等軀體化反應，持續出現心境低落，與其處境不相稱，情緒消沉從悶悶不樂到悲痛欲絕，悲觀厭世，可有自殺企圖或行為，甚至發生木僵，嚴重者可出現幻覺、妄想等嚴重精神病性症狀。

病態憂鬱，也叫憂鬱症。有病態憂鬱者，稱為憂鬱症患者。表面上，憂鬱和憂鬱症沒有什麼差異，但兩者在本質上完全不同。我們說，人人都會憂鬱，但不能說人人都有憂鬱症。兩者之間的區別主要表現如下：

憂鬱症是一種心理疾病，憂鬱是情緒的狀態。正常人的憂鬱都有明確的誘因，而憂鬱症不一定有，有時好事連連也發病。正因為如此，許多自以為「憂鬱康復者」，過段時間後，就會「被打回原形」。

由於心境與實際狀況很不相稱，憂鬱症者常被人誤以為無病呻吟。其實，憂鬱只是心情不暢，就像得了感冒一樣，會慢慢好起來，而憂鬱症則是一種慢性心理疾病。

憂鬱症不是在任何時候或場合下都會發作，而是時有時無，時輕時重，呈週期性變化。患者在心情輕鬆愉快或忘我工作時一般不會憂鬱，只有遇到某些特定場景（如特定的時間、地點、人物、事件、環境或心境等）才會出現憂鬱。

憂鬱症在發作之前通常會出現恐懼緊張、心慌意亂、頭暈嘔吐等預期性反應（即應急反應或預感，下同），嚴重時會出現心悸、顫抖、瀕死感，腦子裡好像進了水一樣一片空白，腿像灌了鉛一樣邁不開，有時想哭都哭不出來，用盡全力也說不出話。

憂鬱症為患者帶來的挫敗、羞恥、煩躁和絕望等負面情感是正常人無法理解的。這些負面情緒損害了患者的自尊，摧毀了他們的自信，使其性格變得謹小慎微，即使吃虧也是委曲求全。

憂鬱症不僅表現為對客觀現實的一種無聲的抗議，更主要是對憂鬱症狀揮之不去所表現出的一種極端無奈。憂鬱症患者千方百計地迫切擺脫憂鬱的困境，但越「抗」越嚴重，這種不合常理的結果讓他們更加恐懼、困惑、焦慮和憂鬱。

不難理解，物質上的供給永遠跟不上精神上的需求。有沒有心理問題，就看人如何處理自己的煩惱問題。大部分人遇到煩惱會先接受下來，帶著煩惱去生活，在生活中解決或淡化煩惱；而少數人卻必須先消除煩惱後才願意投入工作和生活，他們絕不允許煩惱的出現，結果反而被煩惱牢牢捆住，由此進入惡性循環。換句話說，正常人是對現實（客觀存在）感到煩惱，而憂鬱症患者是對煩惱（主觀態度）感到煩惱，這就是憂鬱症的核心。

因此，憂鬱症也叫憂鬱困擾症，是由於難以釋懷的糾纏導致的心理問題。或者說，憂鬱情緒就是由現實生活中的煩惱所致，而憂鬱症是對憂鬱的憂鬱。也可以說，正常的憂鬱是執著於現實生活和現實的世界，而憂鬱症患者是執著於自我和主觀的世界。憂鬱情緒是被現實生活所困，而憂鬱症是因為排除憂鬱，結果越排除越糟糕（由於努力得不到回報，這種打擊必然加重憂鬱情緒），陷入了惡性循環。

或者說：正常人遇到不如意事而憂鬱，而憂鬱症患者是遇到憂鬱而憂鬱。正常人能帶著憂鬱去生活，並在生活中淡化憂鬱；非正常人不能接受憂鬱（即使能面對生活，也只是強忍著），繼而陷入抗鬱又無法戰勝憂鬱中不可自拔。

正常人的憂鬱都是因生活所逼，屬於常態性憂鬱；憂鬱症的憂鬱大都是由心理對抗而獲得，屬於病態性憂鬱。

從憂鬱情緒來說，並沒有什麼病態意義，但憂鬱症肯定是心理出了問題。正因如此，本書將全面系統性地剖析憂鬱症形成的根源和心理機制，為憂鬱症的根治探索一條正確的道路。

第三節　憂鬱狀態

這裡的「憂鬱狀態」不是醫學術語，而是心理學和社會學意義上的描述。

憂鬱症帶來的精神摧殘往往是非常殘酷的。知名小說家威廉．斯泰倫（William Styron）也是一名憂鬱症患者，他在《看得見的黑暗》（*Darkness*

Visible: A Memoir of Madness）一書中描述自己發病時的感受：令人頹喪的憂愁、麻木、冷漠，無法理解的脆弱、混亂、虛弱，無法控制的前後不一致，死氣沉沉的遲鈍，衰退，令人精疲力竭的爭鬥；本能的崩潰，無時無刻不處於疲憊中，自我嫌惡，一種累死但又並非真痛的感覺，倒楣晦氣的感覺，可怕的著了魔似的不安，強烈的內心痛苦……

姍兒是一位剛進入職場的大學生，她這樣描述自己的憂鬱狀態：

1. 驚恐發作：印象裡第一次發作是在 2021 年 1 月份的一天晚上，心跳突然加速、呼吸困難、全身顫抖，瀕死感強烈，大約持續了十來分鐘。第二次也是晚上，入睡前，同樣心悸、顫抖、瀕死感，因為太難受了，我爬到窗邊想從樓上跳下去，但是有點害怕，過了幾分鐘稍微緩和，就繼續入睡。後來不管白天還是晚上，不管上班還是休息，陸陸續續又發作了幾次，時間有長有短、症狀有輕有重，甚至有一次就在公司餐廳吃午飯的時候，組長在我旁邊，我想叫她，叫她「救救我」。

2. 坐立不安，焦慮，經常跑廁所：基本上發生在白天上班的時候，嚴重的時候整個人都僵在那裡，什麼事情都做不了，腦子裡就是「焦慮焦慮」。

3. 耳鳴、頭暈眼花，看不清東西、視力下降：很大機率發生在連續工作後。

4. 呼吸困難，像是有什麼東西壓著胸口，要屏住呼吸才能緩解一點，很想把自己捲起來，藏起來，有幾次真的躲在辦公桌子底下。

5. 特別需要記錄的一次發作：因為這是我印象裡最嚴重、最典型、最持久的一次。因為疫情，我被社區臨時通知回家自我隔離，本來忽然多出來的假期，應該挺開心的，但是當時有個業務工作比較急，沒辦法處理。買了午飯回到家，吃著吃著忽然整個人崩潰了，全身顫抖，大哭，哭到止不住，我也是成年後第一次聽見自己真正哭出聲。非常沒有安全感，真的很想把自己藏起來、捲起來，然後拖著床上的被子躲到書桌下面，把自己完全包起來，過了好一會才爬出來。然後打算睡個午覺，結果根本睡不著。實在忍不住，去了公司一趟，把工作解決了，人也恢復正常了。

在線上知識平臺關於憂鬱症的狀態描述非常多。

有個網友寫道：

目前完全對工作沒有興趣，要費很大勁才能完成，而且記憶力減退，經常會發呆，腦子處於不轉的狀態，覺得自己只能做一些簡單重複性的工作。想辭職，但害怕辭職後空虛感更嚴重。

有個女孩這樣寫道：

莫名其妙站在牆角哭，哭得很傷心，又不敢哭出很大聲。過一會就好了，跟個正常人一樣。喜歡用小刀劃自己的手，真的能感覺到痛的那種，只能轉移注意力。原本打算讀書，但憂鬱症發作時對讀書厭恨到極點，家長還在旁邊講，走後又忍不住自傷，現在手上全是疤痕。

我是喜歡穿 JK 制服的女孩子，現在到了夏天也不敢穿了。關鍵是我媽還跟我講過得了憂鬱症的人都是傻瓜，跳樓、割腕自殺的人都對不起父母，你還是好好讀書，別天天看沒營養的東西。在前幾天還逼我刪了通訊軟體。她到現在都看不出我情緒不正常，還質問我為什麼喜歡冷著臉，禁止我看社群媒體。原本憂鬱症發作時看點偶像的消息，能緩解好多，現在只能抱頭痛哭、割肉。

每晚失眠到三、四點，害怕半夜被殺了，或者想著怎麼樣可以自殺，不會被發現，被鬧大也不會很痛。我真的很怕痛，我也不知道自己怎麼有勇氣在手上割了那麼多次，真的很難受。

一名男孩在上文的評論中寫道：

今天感覺（憂鬱症）可能又要間歇性發作了，所以才來搜尋這個問題，剛好看到這一篇。我想自救，可是又沒辦法，不想給身邊的人添麻煩，不想讓父母或者親人擔心，但是我自己時時刻刻都深陷痛苦中，找不到出路。

真的很痛苦，默默記下了發作時候的心理反應和一些主觀的情感反應，假設有一天我真的挺不住了，大概也是早有預謀的自殺。可能還是想自救吧，四處去抓救命的稻草，像一個就要被海水溺死的人，恐懼著死亡又恐懼著改變，無力又無助。

有個叫 Jane 的網友寫道：

我是先有了軀體症狀，才被確診為憂鬱症，而且這個過程應該不短，至少我是這樣。一開始我晚上睡不著並沒有當回事，接著是腸胃功能紊亂，總是胃痛，反胃，拉肚子，然後是頭暈，嚴重的時候直接暈倒無意識。做了兩次胃鏡，暈倒急救兩次，住院檢查一次，查不出來原因。身體也有明顯的疼痛，肋骨痛，痛到打止痛針，背痛，一邊屁股痛，一週做至少兩次理療。扎針、電療、超音波，甚至埋蛋白線，總之能用的辦法都用了。家裡老人甚至帶我去算命，找大師……這些症狀持續了大概兩年左右。這兩年裡嘗試自殺了兩次，最後在一個醫生朋友的建議下去了心理門診，確診重度憂鬱、重度焦慮、雙向情感障礙。確診後就開始系統規律的吃藥，定期做心理諮商，症狀都有所減輕，只是病情時好時壞，堅持下去吧……

有名患者在網路上說：

憂鬱症有體化症，真的很難熬。因為大腦知道自己身體承受疼痛的臨界點在哪裡，所以總是讓身體承受最大程度的疼痛而不至於痛暈過去。但願我們的生活裡，都能有光照進來吧……

據我的一名來訪者回饋的資訊：在一些年齡較小（13 ～ 22 歲，女性居多）的憂鬱症者線上社群內部，對自傷行為有鼓勵、讚美，甚至攀比，有人還詳細發表了各種刀片的使用感受，以及對身體不同部位進行傷害所帶來的不同痛覺。她們大都十分反感網路上偽裝「憂鬱症」博人眼球的網紅，喜歡小動物，大多數抱怨原生家庭有問題，她們不想改變，只想結束。

第二章

憂鬱類型

第一節　單雙反向

憂鬱症有內攻和外攻兩個方向的症狀。我們把內攻型稱為單向憂鬱症，外攻型稱為躁狂症。

單向憂鬱是一種單純的憂鬱症，如果在患病期間有一次或多次躁狂發作，就不能被定為單向憂鬱症。

雙相憂鬱，包括憂鬱和躁狂兩個相反的對稱階段。在憂鬱階段，與單向憂鬱症大致相同；在狂躁階段，出現愉悅情緒，思考活躍，睡眠需求下降，激動興奮，行為衝動等，之後就會回歸平靜，變成單向憂鬱，再後來繼續折磨擠壓自己，最後又開始躁狂……

由此可知，單向和雙向憂鬱症會相互轉換。

憂鬱症者起初都是隱忍不發，但忍久了或者憂鬱久了，人的精神瞬間可能就會「崩潰」，出現躁狂。

第二節　致鬱類型

根據致鬱誘因，憂鬱症可分為：失眠致鬱、焦慮致鬱、家庭致鬱、產後致鬱、生活致鬱、慢病致鬱、更年致鬱、季節致鬱、老年致鬱、學業致鬱、工作致鬱、人際致鬱、失戀致鬱、失親致鬱、破產致鬱等等。下面我們簡單介紹幾種常見的憂鬱問題。

失眠憂鬱：主要是長期失眠引起的鬱鬱寡歡。

產後憂鬱：產婦在分娩後身體虛弱，情緒低落，敏感多慮，膽小害怕，煩躁不安，容易發火。此時如果家庭環境欠佳（比如夫妻關係和婆媳關係不好），情緒會更糟糕。當產後不良情緒得不到有效釋放，就會憂鬱。若再加上錯誤管理，比如從正面對抗憂鬱情緒，就會導致對憂鬱的憂鬱 —— 產後憂鬱症。

慢性病（包括軀體化）致鬱：因為病情久久不能控制或治癒，為患者帶來的痛苦折磨是長期的，容易帶來憂鬱情緒。慢性病對人們的身心健康帶來了極大的傷害，慢性病患者更容易得憂鬱症。

值得注意的是，很多憂鬱症的誘因和憂鬱之間互為因果，產生惡性循環，比如：失眠 —— 憂鬱 —— 失眠，焦慮 —— 憂鬱 —— 焦慮，慢病 —— 憂鬱 —— 軀體化（軀體化也可以看作某種意義上的慢病），都會互為因果，產生惡性循環。

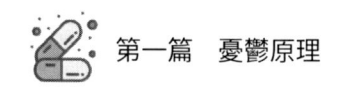

第三節　輕重類型

一般來說，根據症狀輕重，憂鬱症可分為輕度、中度和重度三個等級。

輕度憂鬱表現：患者和正常人差距不大，所以很難直接辨別。但輕度的憂鬱症大多表現為情緒低落、缺乏動力、愛哭、悲觀失望、寢食難安、不能工作、不能很好地生活，不願參加團體活動，喜歡一個人獨處。

中度憂鬱表現：眼神時常呆呆的，精神恍惚。表現主要有情緒低落等一系列症狀，比如動力下降、失眠、悲觀等。還有情緒上可能會出現改變，比如沮喪、焦慮和恐懼的感覺，也可能會出現失眠或睡眠過度的症狀。

重度憂鬱表現：眼神冷漠無神，給人恐怖、戒備、生人勿近的感覺。往往具有極度悲觀、憂鬱的情緒，對日常的大部分活動已失去興趣或樂趣，常出現內疚感和自責心理，感覺自己沒有價值，自責常以悲觀、消極憂鬱為背景的妄想形式出現，如自責自罪、窮思竭慮地妄想、虛無妄想、疑病或被害妄想等，甚至還有自責內容的幻聽症狀。

重度憂鬱症的外在表現主要是食慾極差和各種軀體化問題，還展現在睡眠障礙上。重度憂鬱症患者的運動活動顯著減緩或激越，思考能力、集中注意的能力也會降低，還會出現自殺、厭世的想法和行動，對患者、家庭乃至社會帶來危害。

第四節　隱性憂鬱

有的憂鬱者可透過軀體和表情觀測出來，這類憂鬱被稱為顯性憂鬱或典型憂鬱。也有一部分憂鬱症者隱藏很深，他們強顏歡笑，看似風趣幽默，卻有嚴重的憂鬱，我們稱之為隱性憂鬱者。

隱性憂鬱者的臉上常常掛著古裡古怪的笑容，因此也被稱為「微笑憂鬱」。其實這是極度壓制內心的偽裝，而且偽裝越逼真，消耗的能量越大，人就會越痛苦，憂鬱症當然也會越重。

隱性憂鬱者大多具有良好的文化素養和受人尊敬的職業，有較好的人際關係和社交圈。為了維護自己的名聲，偽裝、微笑、討好占據了他們生活的一大部分。他們的自尊心極強，對自己面臨的問題感到非常痛苦。這個問題既包括現實中無法自解的煩惱和情結，更包括不想在別人面前示弱，生怕被人同情或輕視，故而極力掩飾，卻不得不編造謊言來遮掩，由此導致內心更大的自責和慚愧。正因如此，他們對外界非常敏感，尤其是關於憂鬱的話題。他們時刻都想擺脫困境，卻深感無力，想找個值得信賴的人傾訴一番，又怕無人可解，更怕被誤認為精神有問題。

相對來說，顯性憂鬱者因為憂鬱寫在臉上，用不著裝，故而身心相對輕鬆。因此，隱性憂鬱比顯性憂鬱更具殺傷力。其實，不管哪種憂鬱者，都善於偽裝和隱藏自己的內心，只不過，有的人隱藏得更深一些。

事實上，現實中的每個人都是戴著面具生活，每個人都在壓制自己的本性。從社群媒體的「按讚」，我們可以看出，什麼人在偽裝——曲意奉承，什麼人在張揚個性——實話實說。

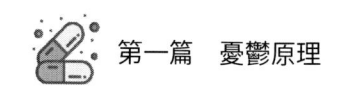

憂鬱者，尤其是微笑憂鬱者，他們平時故作斯文，故作清高，極力控制自己的慾望和情緒，壓制自己的本性。因此，有人把微笑憂鬱者稱為雙面人。其實哪個人不是雙面甚至多面人格？哪個活著的人不是戴著面具生活？想說的不敢說，想做的不敢做。

人與動物的本質區別，就在於人有思維和理性，懂得更好地保護自己。雖然動物世界也有變色龍、枯葉蝶、北極狐這樣的偽裝高手，但動物再狡猾也狡猾不過人類，因為人有思維和智慧。有了思維以後，人就開始懂得掩蓋自己的情感和慾望，不再暴露真實的內心，所以人也才有了壓抑真實情感所導致的痛苦。

人有理性，會因為不能做自己想做的事情，不能說自己想說的話，不能求自己想得到的東西，即不能實現自己的慾望，而感到煩惱。為了保全自己，獲得更大利益，就得適應現實。所以人們常常會做出一些違心或犧牲一些眼前利益的事。也就是說，人的理性會要求自己戴著假面具做人做事，因此感覺很累。只有回到自己溫馨的家，人才會感覺無拘無束，輕鬆自由，用不著偽裝。

需要理解的是，隱性憂鬱和顯性憂鬱在特徵上沒有明顯的界限，只是隱性憂鬱者的逃避心理和逃避行為往往要比顯性憂鬱者更強烈一些，心理問題也更嚴重一些。然而，在一定的條件下兩者會發生轉化。一般來說，與憂鬱抗爭了很多年之後，憂鬱症也會從顯性向隱性轉化，成為隱性憂鬱者；反過來，隱性憂鬱者也會轉向顯性憂鬱者。

隱性憂鬱者最需要大哭一場，把自己的苦衷傾訴一番；而顯性憂鬱者最需要的是大聲笑起來。如果能讓他們又哭又笑，比什麼方法都管用。

第三章

憂鬱症狀

第一節　外顯症狀

外顯症狀是指顯露在外的憂鬱反應，也是憂鬱症的客觀和代表性症狀。主要表現在軀體外表的異常變化，如愁容滿面、坐立不安、情緒激越、舉止遲緩、反應遲鈍、眼睛無神、喃喃自語等，甚至呈木僵狀態。具體包括面部、身體和語言三個方面：

1. 面部表情，指的是臉部的表情動作。例如，愁緒滿臉、面無表情、目光無神、眼淚汪汪、臉色蒼白。

2. 身體表情，指的是身體各部分的表情動作。例如，四肢僵硬、動作遲緩。

3. 語言表情，指的是在音量、音調、節奏速度方面的表現。例如，聲音和語調低沉、語速緩慢等。

第二節　伴隨症狀

主要表現在以下三個方面。

1. 因長期壓抑內心的真實想法，容易誘發過度亢奮、急躁、偏激、狂躁等憂鬱反應。受其影響，患者在臨近某種特定的場景時往往表現出高度緊張或亢奮，從而導致憂鬱症的不良後果。

2. 因害怕發生憂鬱而導致一系列生理應急反應，如心跳加快、緊張心慌、豎毛反射、全身或局部肌肉收縮、胸悶氣堵、四肢冰涼、頭暈耳鳴、虛汗心悸、發暈嘔吐、嘴唇抖動、全身發抖、臉色發青、腸胃痙攣、軀體疼痛、全身異常亢奮、大腦一片空白等等。

尤其臨近特定場景時，應激反應更為強烈。此時如果強行壓制，必然出現更嚴重的軀體化反應和強迫性憂鬱症狀。

憂鬱症患者的軀體化反應不僅表現在接觸特定場景的時候，其實，在此之前生理功能就已開始紊亂。彷彿一塊大石頭壓在心上，令人窒息，恍如抽離的感覺，這種症狀隨著個體離開場景後仍要持續一段時間。

一般來說，憂鬱症患者生理與正常人無異，只是病症發作時才開始出現紊亂。雖然憂鬱症發作時的生理紊亂（或軀體化）會妨礙軀體的正常運動，致使某些動作變得無法控制而導致某些偏激行為，但生理紊亂（或軀體化）往往不是憂鬱症的始發原因，而是憂鬱症的結果，是憂鬱症發作過程中伴隨的正常生理現象或徵兆。它們都是某種壓力或誘因作用下的條件反射的結果。如果在憂鬱發作前先深深地吸口氣，放鬆四肢可緩解一些憂鬱生理反應。

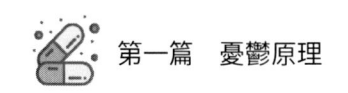

3. 由於強烈的生理失調或軀體化反應，容易導致思維或行為失控等惡性反應。為避免即將發生的後果，更為了降低焦慮，患者就會拚命掩飾和掙扎，並伴隨各種怪異行為，如握緊拳頭、咬牙切齒、逃避現場、躲藏起來，不少患者還會自虐自傷，有的甚至還會自殺。

第三節　心理症狀

1. 心理壓力：是指憂鬱症為患者帶來的挫敗、傷痛、病恥、無助、恐懼、憤怒、逃避、自卑、焦慮、閃回等心理和由此引起的胡思亂想、心理衝突、提心吊膽等。

2. 認知問題：包括認知偏見和認知障礙。

(1) 認知偏見。指憂鬱症者對這些心理壓力和導致這些心理壓力的直接或間接因素（如憂鬱症本身、自己、家庭、社會乃至整個世界）的看法和態度，如偏見、偏執、自我否定（除思想認知以外）等，這些看法往往都被誇大、扭曲了，甚至完全是虛構出來的。

(2) 認知障礙。主要表現為記憶力下降、注意力障礙、抽象思考能力差、學習困難、語言流暢性差、空間知覺、眼手協調及思考靈活性等能力減退、反應時間延長、警覺性增高、妄想、幻聽等。

認知問題尤其是認知障礙，容易導致患者的社會功能受損。

認知障礙屬於生理反應，是憂鬱症發作的一種應激反應。本書之所以把認知障礙歸類到心理症狀的範圍，是因為它不符合臨床檢驗的生理標準。

3. 情感障礙：是由心理壓力和錯誤認知態度共同形成的心理陰影和負性情緒，包括創傷、恐懼、焦慮、仇恨、厭惡、自責、悲傷、憤怒敏感，以及由此引起的傷心內疚、後悔反芻、憤怒激越、心理衝突（心理對話或模擬演練）等。

有了心理陰影，憂鬱就不再是單純的情緒問題，而是盤根錯節，扎根於內心深處的扭曲偏執心理和由此引發的異常生理和異常行為問題。

憂鬱症的心理症狀像蟄伏在內心深處的「毒蛇」，有時患者以為它「死」了，其實它只是「冬眠」，一旦遇到適宜的環境條件，「毒蛇」就會甦醒，吐出信子，變得凶神惡煞，這就是憂鬱症發作前的徵兆，接著「毒蛇」就要傷人 —— 憂鬱症就要發作。

4. 性格缺陷：是由生活環境和生活態度共同形成的人格特點。

憂鬱症者通常都有過於偏執、過分內傾、過於自我、過於完美、過於謹慎、過於愛面子、懦弱孤僻、猜忌多疑、獨立性差、自尊心過強、要求過高等性格問題。

在心理症狀中，唯有「認知偏見」不被患者自己所覺察。正因如此，在心理諮商的過程中，患者從不反省自己的主觀思想問題，總是怪罪於客觀現實，沒完沒了地追求客觀環境的改善和憂鬱症狀的減少。這是憂鬱症久治不癒的關鍵原因。

值得一提的是，心理問題會進一步固化生理症狀，反過來，生理症狀也會促使憂鬱症的惡性發展，兩者互為因果，惡性循環。

第四章

症狀歸因

第一節　行為異常原因

被壓抑的情緒容易導致大腦中樞神經功能出現問題，神經功能一旦發生紊亂，容易導致認知障礙。一旦出現神志恍惚，行動就會遲緩或受阻。若再加上軀體化的折磨，容易導致惡性循環，為患者帶來更大的精神痛苦。想宣洩又不敢宣洩，在這種心理矛盾下，患者需要透過肉體上的痛來轉移精神的煎熬。因此，對許多憂鬱者來說，自傷是一種疏解方式，而自殺則是終極解脫。由於自傷能獲得精神上的快慰，所以容易「上癮」，但比起精神折磨，一點肉體上的痛又算得什麼呢！另外，當患者難以承受軀體化疼痛時，也會透過較小的自傷之痛來緩解大的痛苦。

由於社會功能削弱，患者常對同一件事情鑽牛角尖，產生懷疑和自我否定，因此有時候出現異常行為，比如自傷，不僅帶有自罰性，也是為了緩解焦慮和憤怒，釋放不良情緒和確認存在感。有的孩子為了在憂鬱社群得到更多人的熱捧，甚至故意以另類行為，如自傷來炫耀自己。

網路上有人對此做了一些分析 —— 當一個孩子別無選擇或看似有選擇地去傷害自己的身體時，他可能已經面臨著很多很多困難。他們可能想要擺脫一些東西，比如悲傷或憂鬱的情緒、內疚的感覺、羞恥的感覺、無助的感覺、絕望的感覺。這些感覺可能來自一些不好的想法和記憶，但更多的時候，孩子們並不知道它們來自什麼。這些感覺就如暴風雨般撲面而來，令人猝不及防。一次又一次，他們利用疼痛所帶來的那一點快感從那些壓迫性情緒中「逃生」。

他們可能會出現現實感的問題，感到被空虛包圍並難以確定自己的真實存在，覺得變得麻木，不再「真的活著」，傷害自己能幫助他們重新體驗到真實感。正如一個患者曾說的：「我不明白生活哪裡出錯了，就好像我被夾在生死之間漸漸失去了容身之處，思考的能力在流失，感受和意識在流失，我和世界也在流失。一切就要消失了，一切就要消失了……直到弄傷自己的疼痛把我拉回來，我終於可以告訴自己，我又踏踏實實地站在地面上了……」

他們還可能是對某個深深依戀的人感到異常失望和憤怒。當這一切凝結在一起，人就變得極其不穩定起來。有時候他們並不知道自己感覺到了什麼，只是在某些人際場景時感受到一種絕境。有時候他們能選擇性感受到其中的一些感受，卻用一些方法讓另一些感受消失。比如，有的孩子會感受到絕望，而那種絕望似乎只有用傷害自己身體的方式才能被那個人看到和理解；有的孩子感受到的是深深的憤怒，用傷害自己來攻擊和控制那個親近的人；還有的孩子似乎感受裡只剩下深深的依戀，而傷害自己是考驗和拉回親密者的最後方式……

第二節　心理異常原因

為什麼憂鬱症患者會自責自罪和全盤否定自己？當人的心理受到重大傷害，一時又得不到有效釋放，就會在特定場景中回放某個畫面，這些畫面是曾經讓患者刻骨銘心的受傷記憶。當這些令人痛苦的畫面出現後，患者生怕自己又回到從前，於是本能就會驅趕它，或者求它放過自己。

此時大腦就會出現情景對話或模擬演練等心理衝突。當這種對話衝突進入高潮，嘴裡會情不自禁地喃喃自語。有的患者甚至會祈求神靈的寬恕，不停地懺悔，說一切都是自己的罪過，不怪別人，只怪自己。

儘管如此，憂鬱症患者卻從來不怪自己的思想或思維有問題。他們不知道，人除了思想以外的一切，包括自己的軀體、情感、慾望、本能、想法等都是「別人」。因此，憂鬱症患者的自責自罪，說穿了還是怪「別人」，而不是怪自己（自我）。

相由心生。所謂的神靈，其實活在人的內心。患者一方面責怪「自己」（內心），另一方面又在祈求「神靈」（內心）原諒，這不是自相矛盾、自欺欺人，變著方式傷害自己嗎？

第三節　認知異常原因

憂鬱症患者的認知異常，即認知障礙。大腦神經中樞功能發生紊亂或出現軀體化後，就如頸椎凸出壓迫神經引起頭暈一樣，人的認知或理解能力，自然也會因腦神經功能紊亂，比如神經通路受阻而受到影響。憂鬱症為何會出現幻覺？應該有兩種情況：一是生理紊亂所致，如出現幻聽；二是高度敏感所致。當人受到傷害，本能就會藏起來暗自舔傷。若長期逃避和自閉，人就會胡思亂想，對周圍環境變得越來越敏感和多疑，生怕被人加害，繼而產生初級的妄想或幻覺。

此時如得不到有效的心理介入或社會支持，身體能量就會流失殆盡，導致機體虧空而形成龐大的「引力磁場」，將人的注意力牢牢地控制在其周圍，人就會分不清真實場面與幻覺。

第五章

扭曲心理

當一個人長期處於負面事件中，心理就會失去平衡，發生扭曲，最終無法適應社會。然而，憂鬱症患者對自己的扭曲心理都持否定態度，他們只知道自己得了憂鬱症，卻不認為自己的思想認知有問題。下面就憂鬱症患者顯露出來的主要心理問題做些介紹。

第一節　創傷心理

人難免會與他人相處時發生摩擦、衝突，從而使內心受到傷害，如果那些精神傷害沒有得到正確的處理，久而久之就會產生後遺症 —— 精神創傷和創傷情緒。

造成心理創傷的因素有很多，客觀上，如戰爭、車禍、地震等災害、人身攻擊、謾罵、毆打、挫敗、離婚、失戀、輕視、羞辱等傷害性事件，都會對人們帶來不同程度的心理傷害和不良記憶。

主觀上，造成心理創傷嚴重程度與遭受的傷害事件的等級往往不成正比，有時候一句普普通通的話，都可能導致一個人精神崩潰，這樣的現象在現實中比比皆是，而許多看似很嚴重的傷害，許多承受者卻無動於衷。

也就是說，遭受同樣傷害的人，由於對傷害事件和由它導致的心理創傷的看法不同，隨後的症狀就有很大的區別。

現實生活中，不同程度的傷害無處不在，但並非所有的受害者都會因此造成精神創傷，因為每個人的抗壓能力和對傷害性事件的認知態度不同。如果其認知方式只是站在單一或順向的角度去看問題，容易對傷害性事件以及由此產生的心理創傷耿耿於懷，這樣在人的潛意識層就會形成精神創傷。換句話說，傷害性事件和由它造成的心理創傷就會在人的潛意識中扎下根來，變成創傷性種子。種子深藏於潛意識，會吸收一切有利於它生長發育的物質條件。

創傷種子越強大，對創傷訊號的敏感度越強。它是一個強大的負面磁場，能將人的注意力牢牢吸引在它的周圍。如傷害畫面不斷出現在腦海或重現夢境中，好像創傷事件就發生在剛才，因而使受害者經常處於驚恐和痛苦之中不可自拔。如果這種創傷性體驗常常重現而又感到無可奈何，就會強化原先的創傷心理，若再加上耿耿於懷的態度，就會孵化出新的創傷性種子。

第二節　情景對話

所謂情景對話，就是患者因進入某個情景時自己與自己對話。

較大的傷害性事件會對人的身心帶來衝擊，從而產生強烈反應。腦子裡不斷閃現當時的畫面，並謀劃如何報復對方，怎樣讓自己出口惡氣，然後想對方肯定不會善罷甘休，對方可能明的不敢硬來，暗的會報復等雜念層出不窮。

這是潛意識受到傷害的正常反應。就好比腳被磚頭砸傷，幾天後可能都會陣陣發痛，之後才會慢慢撫平自己的傷痛。

頻頻閃現受傷的畫面，其實是在釋放負能量；胡思亂想也是自我保護機制在發生作用，自我對話乃防禦性對抗或報復。既然如此，這些雜念和對話有其存在的合理性，因此我們通通都要接受。

當人受到侵害，潛意識受到打擊而留下創傷，如果站在對方的角度去想，就會覺得對方這樣做沒有錯，因為世上沒有無緣無故的愛恨情仇，對方傷害我，一定有其理由。明白了這點，就會理解和包容自己所受的傷害，心理創傷就不會惡化。反之，如果總是站在自己的角度去理解，自然就看不到自己的問題，就會一味地怪罪對方，就會越想越氣。如此耿耿於懷，容易種下仇恨的種子。

心中埋下了仇恨種子，就會伺機報復。這樣你可能會做出一些報復對方甚至危害社會的傻事來。

還有一個問題就是，即使事後能站在對方的角度去理解、寬容對方，所受傷害也不會一下子痊癒，而是逐漸淡化。但必須理解，在創傷尚未完全淡化之前，大腦可能還會頻頻閃現當時的畫面，彷彿傷害仍在重演，這讓你常常會有某種軀體反應和心裡發悶的感覺，之後會出現報仇洩恨和各種亂七八糟的想法，這都是正常的。

此時此刻，如果你認為這些都是不正常的，就會打壓它們。這樣做必然掀起更大的情感波動，激起更大的軀體反應，導致更大的心靈創傷。就如河水決堤，越堵越高。當你看到洪水流出，就會拚命堵截，最後你會眼睜睜地看著大壩被沖毀 —— 強迫行為。顯然這個災難不是天災，而是人禍，是你人為地抗拒造成的。

事實上，哪一次強迫行為是患者自己願意的？哪一次不良後果不是患者用盡全力去防患，最後不得不發生的惡果？

潛意識就像一個孩子，遇到問題總是直截了當，不加思考，不計後果。它的原則是，有仇必報，有恨必洩。當它受了委屈，受到傷害，自然就會大喊大叫或者頻頻閃回、胡思亂想，不管你難受不難受，不管合法不合法。此時你和它講理，豈不是對牛彈琴？這時候，你的理性和潛意識對話，實在不是明智之舉。這就是人們通常說的控制情緒，其實這就是糾結。

潛意識也是無辜的，有怨氣理應得到釋放，雖然它會不停地回放往事，雖然它總是不由自主地胡思亂想、自我對話，但全都是合情合理的。這不是糾結，而是心中積滿了怨氣後的正常發洩。

第三節　怨恨心理

憂鬱症患者大多滿腹怨恨，義憤填膺，怨天尤人，常覺得世上無人理解他，常覺得世界太不公平。

「為什麼我的父母總是不理解我？為什麼我有這樣的父母？」

「為什麼我工作這麼努力，盡心盡力，總是得不到回報？」

「為什麼好心好意總是變成驢肝肺，沒有人能理解我？」

「為什麼我這麼努力抗鬱，但憂鬱總是好不了？」

「為什麼老天如此不公，偏與我作對？」

「為什麼我這麼沒用？」

「為什麼別人都活得好好的，而我卻這麼倒楣？」

由於常被人誤解，真實想法無人可解，無人可訴，內心深處積壓已久的情緒長期得不到釋放，造成勢能過大，煩躁不安，加上長期與憂鬱做錯誤的爭鬥，從而認知扭曲，身心被摧殘。

「怨恨」心理在憂鬱症的形成過程中占有至關重要的作用，它是憂鬱症的核心。可以說，憂鬱症的根本性治療就是化解怨恨情結。

患者不光對病症本身為他帶來的傷害產生怨恨，還包括對自己、對原生家庭、對社會、對世界的看法與態度產生嚴重偏見。因此，無法正確地對待自己，無法適應這個世界，無法理解這個社會，對周圍、對社會懷著深深的仇恨和敵意。正因為如此，憂鬱症患者才把自己與他人隔離開來，把自己關起來，自我封閉起來。

第四節　恐懼心理

憂鬱症患者因為能量的缺失，害怕的東西很多。哪怕我們認為很正常的事情，他們也覺得很不正常，甚至產生牴觸和恐懼。

1. 對環境感到恐懼。憂鬱症患者在特定的場景中會時刻提心吊膽地怕憂鬱發作，擔心被人瞧不起，怕被人當成精神病。

2. 害怕遇到困難。哪怕是很小的困難，對憂鬱症患者來說都是很大的問題。由於認知原因，很小的問題都會被放大，變成大問題，無法接受或承擔。

3. 害怕壓力。不論生活方面、經濟方面，還是家庭方面，他們沒有任何承擔能力，哪怕是一點小小的壓力都能讓他們崩潰，他們的抗壓能力幾乎為零。

4. 害怕突發事件。包括家庭變故、重大疾病、親人離世等。哪怕微小的突發事件，都會讓他們雪上加霜，甚至是崩潰。

5. 害怕社會關係。不願意與任何人接觸，喜歡獨處，或者迴避社會，拒絕做任何事情。

6. 害怕自殺。死亡也許是一種解脫，卻擔心為家人帶來痛苦。有些患者因此會做出極端事件，將自己的父母和孩子殺害，認為這樣會讓他們解脫。

7. 對恐懼的恐懼。出現怕的心理之後，患者總是自作聰明地進行一番折騰和掙扎。他們認為只要透過努力，就可以消除恐懼和緊張，擺脫困境。正是因為自己的努力，才導致越發緊張，舉步維艱。

如果患者曾在某時、某地發生過憂鬱（如軀體化），並且對此耿耿於懷，就會對出現憂鬱的時間、場合、人物、對象、環境、心境等場景因素感到害怕，爾後就會立即想到逃避。

每次遇到恐懼，人就會失去一部分正面能量。如果正面能量沒有得到及時補充，人就會感到心虛膽怯，底氣不足。若遇上社交人際場合，容易膽顫心驚，緊張不安。這也是為什麼憂鬱症患者不敢面對現實，而選擇逃避的緣故。很多患者，尤其是學生和單身男女，退避在家，關閉房門，不與任何人接觸，晝伏夜出，作息與常人顛倒，過著與世隔絕的生活。

第五節　強迫心理

單純對憂鬱的關注絕不會造成心理上的糾纏，憂鬱症患者的心理總是矛盾的。他們都有自己的切身體會：如能不關注自己的問題，不去多想，就不會出現預料中的憂鬱。因而他們總是努力地抗拒：迫使自己不要去想，不要關注自己的問題。但結果適得其反：越想越會關注，而且越陷越深。

其實他們的內心也不想對抗，甚至害怕對抗，但似乎總有一股強大的魔力驅使他們去對抗一番，糾結一番，這種心理上或行為的對抗糾纏是身不由己、情不自禁的。

此時大腦裡似乎有兩個人，甚至很多人、很多聲音在吵架，在互相指責。比如，一個人總是責怪自己一無是處，活著像垃圾；另一個人卻總是安慰自己說，我還是有優點的，比上不足，比下有餘；一個人讓我快點去死，死了就解脫了；另一個人讓我不要用死逃避，再撐一撐吧。

當憂鬱心理出現後，自己不想折磨，偏要去折磨一番；當注意力朝向軀體化時，努力強迫自己不去關注，結果更加關注。

他們總是強迫自己不去對抗不去掙扎，卻拚命對抗，拚命掙扎。當不好的結果發生後，暗示自己不去介意，偏會介意；暗示自己不去糾纏，偏去糾纏；逼著自己不要想，卻日思夜想，夢裡也去想。

起初，他們因一點難以排解的生活煩惱而憂鬱，後來因無法戰勝憂鬱，尤其對憂鬱所伴隨的問題（如失眠、無精打采、身體不適等）而感到憤怒、恐懼和憂鬱。再後來，他們領教了對抗憂鬱必然加重憂鬱，所以不想對抗，卻因強迫自己不要對抗反而去對抗而憂鬱。最後他們知道只有放下不管，順其自然，卻因為憂鬱老是不肯放過他們而深感無奈和絕望。

與憂鬱爭鬥多年，其實患者也想放下，不再糾結，不再關注，可是他們的內心卻有極大的無奈，欲罷不能，痛苦糾結。患憂鬱症多年的人，心靈一定受過重創，內心世界落下了斑駁的陰影。只要遇到特定的環境或場景，就會觸景生情，勾起創傷性回憶，並產生病態心理。

所謂病態心理，即指心理衝突或心理糾纏，也叫強迫心理和強迫思維。每個患者都有窮思竭慮的強迫思維，與憂鬱的抗爭，雖然沒有硝煙的瀰漫，也沒有廝殺的喧囂，但其慘烈程度堪比古今戰場。憂鬱症者內心的絞殺，表現在「前、中、後」三個階段。

一、鬱前折磨

如果患者在臨場前出現憂鬱預感或軀體反應，會讓他們感到恐懼緊張、焦慮不安。每當這時，他們總是嚴陣以待，積極尋找各種方法應對或者避開可能發生的憂鬱的難堪場面。但無論心理上還是行為上所做的努力，都未能緩解他們的問題，反而帶來更大的恐懼和焦慮。這些所謂未雨綢繆的辦法或努力其實都是折磨或對抗，我們稱之為「鬱前折磨」。

鬱前折磨是因為擔心憂鬱而出於自我保護的一種本能反應，也是憂鬱陰影或種子在條件刺激作用下的正常反應，但這種保護機制如果使用不當，就會適得其反。因為憂鬱不是客觀存在的，而是主觀記憶。

客觀事物是不以人的看法而改變的，只要未雨綢繆，積極準備就會降低災害，但憂鬱發作的場合和體驗是一種記憶，每個人對此看法不一，具有很強的主觀性。譬如走幾步路，一般人都能輕鬆完成，但對很多憂鬱症患者卻要費很大的力氣。即使如此，同一個憂鬱症患者，動作是否會遲緩僵硬，也因時因地因人而異。換句話說，今天某個動作出現僵硬，明天可能不會，具有很強的主觀能動性。

憂鬱症患者都有體會：模擬演練並不能練出不憂鬱的信心來，相反，越練越告訴自己哪裡會憂鬱，何時會憂鬱，見到何人會憂鬱，越練越強化了對某些場景的敏感和記憶。

當你遇到條件性壓力，譬如明天要去工作、上學、與同學或同事聚會等，你可能害怕自己到時候會發生憂鬱，因為以往發生憂鬱的經驗和往事歷歷在目，會讓你變得緊張不安和焦慮起來。

為了降低焦慮，患者往往會從思想和行動上採取各式各樣的方法和手段去避免憂鬱和由此帶來的不良後果，所以常常在臨場前就開始折磨。他們總是苦思冥想地設計各種預案：怎樣才能不憂鬱？怎樣才能不緊張？怎樣才能不關注憂鬱？遇到軀體化怎麼辦？用什麼表情來掩飾難堪的場面？有沒有彌補的辦法？萬一頂不住壓力怎麼逃跑？如何避開難堪場面？如何才能把損失降低到最小？有沒有萬全之策？怎樣才能不反覆？

患者常常暗示自己，替自己打氣加油，如：「不要怕」、「不要想」、「豁出去，憂鬱算什麼，我怕它做什麼」等。除此之外，還會付諸行動，採取許多預防措施，諸如：反覆練習呼吸、放鬆、表情等進行熱身。這好比學生在考試之前出現的各種臨考反應。

正常人之所以能在一般緊張場面從容得體，是因為他們不會產生過多的想法，而是採用深呼吸或肌肉放鬆的方法來緩解緊張。憂鬱症患者卻不懂這個道理，他們總是錯誤地認為，可以透過不懈努力來消除緊張情緒，雖然這些努力起初只是一些思想上的簡單暗示和鼓勵，後來卻演變為以強迫意識為主導的複雜心理活動，導致自律神經更加緊張，並由此導致或加重軀體化反應。

鬱前折磨，實際上是一種強迫思維或強迫行為。患者明明知道這是一種毫無益處的愚蠢作為，也不想折磨，但受強迫意識的牽引，硬是把自己弄得死去活來。所以，鬱前折磨也是一種反強迫思維或反強迫行為。

或許你也有這樣的體驗：有人通知你到主管辦公室去一趟，你心裡頓時會咯噔一下：「什麼事啊？是不是我犯了什麼錯誤？」你的本我（潛意識）和自我（顯意識）開始進行劇烈的內心爭鬥：「如果主管這樣說，我就應該那樣反駁；主管如果那樣說，我就這樣反駁……」

兩種意識你來我往，鬥得天昏地暗，這是一場注定要失敗的爭鬥。由於潛意識對你知根知底，所以每一次爭鬥都如空手擊石，招招見血。你還沒有走到辦公室，心裡早已翻江倒海、洶湧澎湃。

這樣的狀態，你還能正常面對嗎？這好比士兵，仗還沒有打，自己就先把自己打得趴在地上。不用開戰，勝負已定。鬱前折磨，會把一丁點的簡單憂鬱心理轉變為複雜的心理波動，使憂鬱的恐懼心理以幾倍、幾十倍的速度急遽增強，特別在強迫意識的主導下，患者會陷入「越緊張——越折磨——越緊張——軀體化越重」的惡性循環。

由此可見，鬱前折磨，非但不能減輕憂鬱，反而會把自己推下「火坑」。如果說對抗是人之本能，放棄則是人的理性。鬱前折磨，好似夫妻吵架，如若互不相讓，必然兩敗俱傷。所以，要想從容面對，就必須像正常人那樣切斷鬱前折磨。

二、鬱中對抗

是指在特定場景中，因為強烈的軀體化反應導致行為受阻，而採取正面抗爭的形式。

老李一到吃飯的時候，吞嚥功能就發生紊亂，導致吃飯困難，於是老李強行往下嚥。當「我要」的慾望（不吃怎麼行呢）和「我不能」的恐懼（因為擔心噎住，所以我不能吃）相遇的時候就會發生衝突，食道肌肉立即收縮（吞嚥功能關閉）——軀體化了。

實踐經驗告訴患者，鬱前和鬱中的努力掙扎，不僅不能緩解憂鬱，反而加重憂鬱。

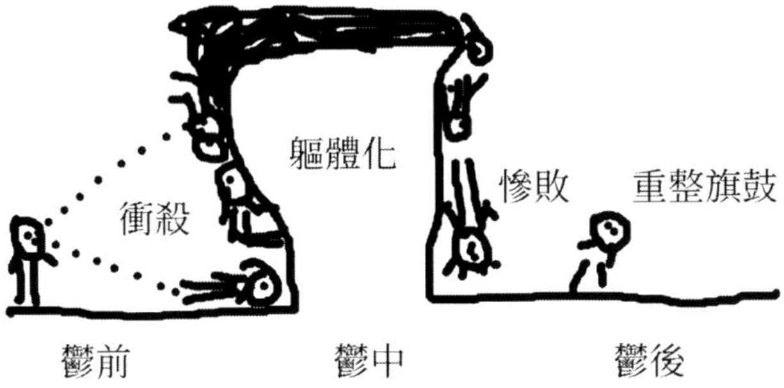

一般來講，在憂鬱發展的初期，如果遇到軀體化反應，患者都會想方設法用盡全力與憂鬱搏鬥，這是不講策略的結果。事實上，出現了憂鬱預期和軀體化後，患者絕不會坐以待斃，而是積極地採取各種策略去應對，目的就是為了避免尷尬。要麼強忍硬撐，要麼聰明迂迴（透過吃藥或各種轉移注意力的方法），要麼乾脆逃離（比如上面吞嚥功能障礙的例子中，乾脆不吃飯）。

到了憂鬱的中期，鬱前和鬱中爭鬥久了，失敗多了，患者才漸漸領教了憂鬱的強大，也變得膽小精明，不再與憂鬱明鬥，而是暗暗地抗爭。也就是說，長期與憂鬱爭鬥的教訓，使不少患者學會了不再與憂鬱做正面衝突，而是採取迂迴或逃避的策略或一走了之。到了憂鬱後期，仍有小部分人不肯向軀體反應低頭，雖然頭破血流，但絕不回頭。

三、鬱後糾結

不管有沒有發生憂鬱，患者事後都會反覆回味，糾纏不休。包括心理上的騷動、痛苦、反芻、對比、自責、批判、暗示、鼓勵、關注等強迫思維或強迫意識，行為上的評價、討論、總結、分析、求證、測試、模擬演練等強迫行為。

這種心理和行為上的糾纏稱為鬱後糾結。譬如患者想去學校讀書，但雙腿像灌了鉛一樣邁不開，面部表情猙獰，內心極其痛苦，傷心自責，罵自己是個廢物。為了查明原因，他可能會不斷回味，不斷總結，不停模擬演練發生過的一幕。

鬱後糾結是自作聰明的表現，更是強迫思維的表現，而且實際結果總是與其願望背道而馳。我們知道，自然災害在發生過程中總是伴生或誘發出一系列次生災害，有時次生災害的危害和實際損失會超過原生災害，危害不可小覷。

必須理解，鬱後自責是難免的，因為它是受傷後的正常反應，就像牛吃飽了以後會不停反芻。自責歸自責，理解歸理解。真正傷害患者的並非憂鬱本身，也不是傷心自責，而是患者不肯原諒憂鬱，不能理解自己而引起的心理糾纏。

第六節　自我否定

患有憂鬱症的人都非常消極，大都會自我懷疑，自我否定，覺得生活沒意義，活著沒價值，過一天會覺得很漫長。

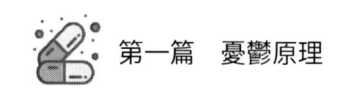

憂鬱者擅長自我否定自己的正向情緒和正面行為，與此相反的是，他們對自己的負面情緒和負面行為特別「寬容」。他們總是任由自己的負面情緒滋長，儘管他們不喜歡負面情緒。

假如他中了一百萬，本該高興，此時他卻會否定這件值得高興的事。他會想中了獎又有什麼用，獎金買不到快樂，買不到幸福。

假如他做成了一件事，他會說，雖然看起來不錯，但並沒有什麼用，或者壓制自己的喜悅，告訴自己不該驕傲。

假如一個女孩對他表白，他也會想，自己這麼沒用的人怎麼可能擁有幸福，肯定這份感情不能持久，而當女孩終於離開他時，他會苦笑，看吧，我早說了我不可能會擁有幸福的。

在同學聚會時，他會想天下沒有不散的宴席，有什麼值得快樂的。

在戀愛時，他會想，快樂易逝，愛情本來就像煙火，雖絢爛但易逝，那樣奮不顧身，不是太可笑嗎？他會下意識否定自己的正向情緒，反而對負面情緒很寬鬆。而當他想走出這種狀態時，他又會下意識否定自己積極的努力和行為。比如當他想看書時，看了一、兩頁就煩躁難耐，他會想，自己真沒用，這都堅持不下去，怪不得自己走不出這泥沼；當他跑步，堅持了一、兩天，因為某種原因而中斷時，他會說，自己果然沒毅力，看來注定一輩子這樣。哪怕他堅持了很久很久，他也會想自己這麼久的努力都白費了，自己還是沒一直堅持下去。

有憂鬱情緒的人，擅長培養自己的挫敗感，而打擊自己的成就感。因此，有憂鬱的人總是消極悲觀，替身邊的人帶來負能量和反作用。

第七節　傷感憂鬱

秋天是傷感憂愁的季節，冬天多是寒冷難熬的日子。常言有「秋風秋雨愁煞人」和「悲秋」之說。一層秋雨一層涼，層層秋雨思斷腸。每當看到紅花慢慢凋零，綿綿的秋雨灑落在臉上，心中便充滿無限惆悵。

秋季萬物肅殺，景象悲壯，很容易使人觸景生情。秋冬季節正好切合了憂鬱者的心境，或者憂鬱正好符合這一季節特徵，可謂天人合一。

濃濃的秋韻，涼爽宜人，雖然秋天為人帶來生理愉悅，但心理上卻讓人充滿著悲愁。而且到了冬季，這種悲涼悽婉的景象和心境漸入絕景(境)，所以憂鬱症高發往往就在秋冬兩季。

第八節　悲觀厭世

由於自我懷疑，自我否定，覺得愧對家人，覺得生活沒意義。看不到自己的價值，看不到有希望的未來，也不覺得這個世界上還有什麼人、什麼事值得留戀，感到生無可戀。

不在沉默中爆發，就在沉默中滅亡。陷入憂鬱困擾已久的人易亢奮、狂躁不安。如果憂鬱心理長期受阻得不到合理的排解，一旦遇到某些誘因，就會風起雲湧，負面情緒就如排山倒海般湧來，心裡就會感到十分痛苦，精神就會崩潰，表現為萬念俱灰，悲觀厭世，甚至步入極端。

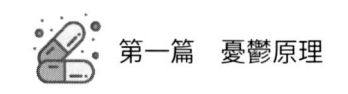

第九節　人格扭曲

除上述症狀外，許多憂鬱症患者總是執著自己的想法、做法、人格等，自我意識太強而缺乏集體意識和奉獻精神，或太關注自己而忽略別人等等。換句話說，患者大多具有極端自我，想法偏執，性格孤僻、內傾，言語激烈，敏感多疑，恐懼焦慮，對正常人的生活抱有嫉妒、仇恨、不理解，對阻止他們自傷的人抱有極大敵意，比如警察或家人。

現實中，憂鬱症患者（大多是成年人）扮演了雙重性格的人，或者成了善於掩飾偽裝的「變色龍」。

第六章

憂鬱反射

巴夫洛夫（Pavlov）經典反射理論能科學地解釋憂鬱症形成的部分原因，對憂鬱症的心理介入和行為治療具有重要意義。

【案例一】週一上午，劉璐在校園受到李薇等幾名女同學的圍攻和打罵，氣得心跳加快，呼吸紊亂，四肢冰涼，全身發抖，面部抽搐，發瘋似的與同學吵架。劉璐對此耿耿於懷，十分痛苦，夢裡常常會突然驚醒。

幾天後，劉璐只要去上學，就會覺得肚子痛，而且越忍越嚴重。起初她以為自己吃壞了什麼，於是回家要家長陪著去醫院看病。醫生也檢查不出她有什麼病，但孩子表情不像是撒謊。無奈之下，醫生只能替她開些鎮痛類的藥。

請假休息了一天後，正當劉璐背著書包騎車去學校，那種反應又來了，軀體反應十分強烈，而且越來越明顯，越來越固定。

一開始她只是看到李薇等幾名女同學就會出現軀體化，後來發展到只要她去上學的路上，只要她背上書包，只要看到單車，只要想起上學，只要提起「學校」或與學校相關聯的人和事，只要與其軀體化（肚子痛）相關聯的人和事，她就會覺得不舒服，就會出現肚子痛。

再到後來，她只要看到奶奶做好了早餐（意味著就要上學），肚子就痛，開始反胃和嘔吐。

一年後，劉璐的認知也出現障礙，書本上的字雖然認得，卻無法理解字的意思，思考和記憶能力也明顯下降。

【案例二】陳老師是一名哲學講師，十幾年前得了憂鬱症，一直在斷斷續續地服藥，憂鬱症也反反覆覆。

週三下午他在系裡上課，正當講「唯物主義」，突然學生中冒出一個人（似曾熟悉的小張）和同學低聲說了句「他有精神病」。聲音雖小，但陳老師卻聽得很清晰，猶如晴天霹靂，憂鬱症頓時現出了「原形」：臉色大變、心跳加快、面部痙攣、大腦一片空白、手足不停抖動……

學生們看到這種情況，紛紛過來攙扶，但陳老師卻示意他們別管，於是同學們紛紛離開教室，只剩下陳老師一個人待著發愣。事後，陳老師對此耿耿於懷，幾週內一直憂鬱著。而且只要見到小張或相似的人，只要上大班課或處於相似的場景中就會害怕，就會心驚肉跳。

第一節　基本概念

當人的恐懼或者憤怒、亢奮情緒超過一定限度時，身體和器官都可能發生異常變化，如心跳加快、呼吸紊亂、局部或全身肌肉發生痙攣、四肢發抖、面部表情僵硬等。這些都是人受到超限刺激後出現的應激反應或本能反應。我們把這一過程稱作「無條件反射」。

在無條件反射下發生的生理反應（應激），屬於常態現象。如案例一中劉璐在校園遭遇暴力時，因為緊張和憤怒導致各種生理紊亂或軀體化現象就屬於常態。

當個體受到某種看似與憂鬱無關的刺激而導致憂鬱症發作，我們就把這種能引發憂鬱（包括憂鬱情緒或軀體化反應）發作的刺激，稱為「條件

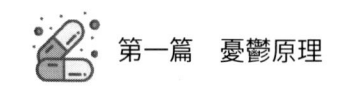

刺激」，而把這種條件刺激引發的反射稱為「憂鬱反射」。

在憂鬱反射下出現的憂鬱症狀屬於異常現象，也就是病態憂鬱。

如案例一中，劉璐只要想到去上學，就發生憂鬱，出現軀體化（如肚子痛），這種現象或症狀就屬於病態憂鬱。

為何「某種無關刺激」和「發生憂鬱」會建立條件反射和訊號關係？如果個體曾在某個場景中有過不愉快的經歷，即遭受了「客觀壓力」的打擊，而且個體因此耿耿於懷，鬱鬱寡歡，以後此場景中的任何一個因素，如在場人的嘲笑、譏諷的表情、暗示、提醒、歧視，當時的地點、時間、人物、事件、天氣、聲音、燈光、語言文字，甚至包括當時的念頭、想法、心理衝動和生理反應等場景因素，都可能與「不愉快的經歷」建立暫時的神經連繫或記憶關係。

隨著類似「不愉快的經歷」的重複發生，加上個體對此耿耿於懷，這種不愉快的體驗將越發深刻，暫時的神經連繫就會變得相對穩定，最終形成憂鬱反射。

憂鬱反射建立後，即使患者身處心平氣和的氛圍中，只要捕獲到某種熟悉的訊號，即刻會引起憂鬱的各種心理、生理乃至行為反應，這就是人們常說的「觸景生情」。

案例一中「學校」起初屬於中性刺激，它是條件刺激的「前身」，透過與無條件刺激「圍攻和辱罵」結合在一起，後來就變成條件刺激。

發生校園暴力的時間、場合、在場人，對方的眼神、動作、表情、服飾、語氣、聲音等等，都可能成為引起劉璐憂鬱發作的刺激訊號。

劉璐只要去上學，就會肚子痛，屬於異常反應。劉璐「去學校」與軀體化（肚子痛）建立了穩定的條件反射之後，再以「吃早餐」作為刺激物，只要吃了早餐，意味著就要去上學，想到上學，立刻就會產生軀體化反應(比如肚子痛、嘔吐)。同樣的道理，在這個基礎上還可以形成第三級和多級條件反射。

條件反射具有應答性和短暫性，只要條件刺激一出現，就會自動出現條件反射，只要條件刺激一撤出，條件反射也會終止。但憂鬱反射不會，雖然原先引發憂鬱的條件刺激已經撤除了，但憂鬱症還會在一週甚至幾週內持續活躍。

其實憂鬱反射會導致多級反射，條件刺激觸發第一級反射，第一級反射的條件反應又會觸發第二級反射，第二級條件反應又會觸發第三級反射……

憂鬱發作以後，雖然原先的條件刺激撤離了，但憂鬱症狀又會作為條件刺激，引發新一輪的憂鬱症狀，猶如骨牌效應，發生一系列反射。因此在某種意義上，憂鬱症是一組條件反射鏈索系統。

第二節　反射特徵

案例一中，如果劉璐因為害怕去學校而再次發生軀體化，她與學校之間建立的憂鬱反射就得到了強化。反之，如果劉璐去了學校沒有繼續受傷，已建立的學校恐懼的反射就會消退。

劉璐因為在學校受辱，繼而導致憂鬱，以後所有與學校有關的人和事，所有與發生不愉快經歷相同或相似的場景因素都會引起她的憂鬱反

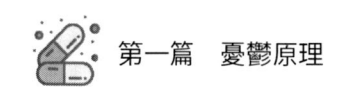

射。我們把這種現象稱為泛化。

在案例一裡，「李薇」、「學校」、「單車」、「書包」、「書本」、「去上學」、「早餐」、「同學」、「週一」等都構成了劉璐害怕和軀體化反應的條件刺激。

如果「單車」、「書包」、「書本」、「去上學」、「早餐」、「同學」、「週一」等刺激都沒有被強化，最後剩下「學校」這一條件刺激會引起軀體化反應，這就是分化。

第三節　反射機制

在案例一中，劉璐發生憂鬱前，「學校」作為無關刺激在視覺中樞發生興奮，與此同時，劉璐因在學校受到無條件刺激（女生們的圍攻和打罵），引起極度憤怒（杏仁核異常活躍），身體轉為應激，出現軀體化反應。

杏仁核與神經系統存在先天性神經通路，當杏仁核發生興奮，其興奮中心會沿著神經通路傳入神經系統，如果進入自律神經系統，就會引起自律神經產生應激反應，繼而誘發臟器的興奮，產生應急反應。

起初，「學校」和杏仁核的興奮沒有多大的關係，但隨著「學校」引起視覺中樞發生興奮，緊跟著杏仁核發生強烈興奮（憤怒），加上神經中樞有發射和接收興奮的功能，這樣，兩個興奮中心之間打通了一條臨時的神經通路，建立了暫時的神經連繫。再加上劉璐事後的耿耿於懷，「學校」與「受辱」之間暫時的神經連繫就會變得越發牢固。

憂鬱反射是一個複合反射系統，其核心是潛意識層建立了具有憂鬱記憶和反射功能的神經中樞。

為了對憂鬱反射的形成有個清晰的認知，我們還是對本章案例一進行分析。

1. 無條件反射 f：A → C ＋ D ＋ E。

任何人受到過強刺激（A）下都會無條件地產生憤怒心理（C），以及與之相配的生理反應（D）和行為反應（E）。

案例中，劉璐受到圍攻和打罵（A），情不自禁地表現出：

（1）「憤怒心理」（C）。

（2）「心跳加快，呼吸紊亂，四肢冰涼，胸口發慌，全身發抖，面部抽搐」等生理反應（D）。

（3）「發瘋似的與對方廝打，逃離現場」等行為反應（E）。

這是一組無條件反射系列，記之為 f：A → C ＋ D ＋ E。

2. 條件反射 g：B → C（心理反射或第一級反射）。

任何無關刺激只要與無條件刺激在特定的時間和空間上多次結合，都會產生暫時的神經連繫，如果再對它耿耿於懷，暫時的神經連繫就會變成條件反射。

案例一中劉璐對自己受辱（包括後來「上學就鬧肚子痛」）事件一直耿耿於懷，心理早已落下了創傷陰影。也就是說，劉璐那次受辱與當時的場景之間建立了條件反射。

因此，當時的場景，包括與之相關聯的場景中的因素都會變成劉璐誘發憂鬱的條件刺激。

學校是「戰場」，自然就成了劉璐憂鬱的條件刺激之一。劉璐只要見到「學校」（條件刺激 B），其意識層中會立即發生（先是潛意識的衝動，再是意識的壓制）系列「心理波動」（條件反應 C）：

(1) 想起受辱的經歷而感到害怕（創傷性經歷回憶）。

(2) 如果想去讀書，就會害怕再次受辱的心理（對未來的恐懼感）。

(3) 閃現「我會被圍攻和毆打嗎」的念頭（憂鬱意念）。

(4) 出現「我可能會憂鬱」的預測（憂鬱預感）。

(5) 暗示自己「我千萬不能憂鬱」（大腦內鬥）。

即劉璐和學校之間已建立了系列條件反射 g：B → C。

條件反射 g 實際上是一組憂鬱心理的條件反射，其中包括憂鬱意念、憂鬱預感、憂鬱的恐懼、憂鬱的強迫等心理反射。它們是憂鬱的創傷性陰影（憂鬱種子）遇到了條件刺激而產生的系列條件反射。我們稱之為心理反射或第一級反射。

3. 無條件反射 h：C → D（生理反射或第二級反射）。

當劉璐見到學校（B）後，因害怕再次受辱所表現的各種生理反應（D），如肌肉收縮、呼吸紊亂、胸悶氣短、心跳加快、嘴唇抖動、臉色蒼白、虛汗淋漓、頭暈嘔吐、尿頻尿急、肚子痛、手腳發抖，豎毛反應、四肢冰涼，全身處於高度緊張等生理變化（應急反應）。

具體來說，產生心理波動（C）時，劉璐的軀體會自動做出與心理波動（C）相配的生理反應（D）：

(1) 不寒而慄、心跳加快、胸悶氣短，呼吸紊亂、肌肉緊張等（生理反應）。

(2) 頭暈嘔吐、軀體痙攣、腸胃疼痛、四肢顫抖、認知障礙等（大腦內鬥的劇烈反應）。

顯然這是一組無條件反射，用數學符號表示為 h：C → D。

無條件反射 h 實際上是一組憂鬱生理反射，無條件反應包括憂鬱症的各種軀體化反應。這種結果反過來又會進一步刺激心理波動。

因此，憂鬱症的心理波動和軀體化反應之間相互形成刺激的條件，並且交叉反射，即心理波動和生理反應的惡性循環。我們稱之為生理反射或「第二級反射」。

4. 無條件反射 i：D → E（行為反射或第三級反射）。

人一旦出現了強烈的生理反應，就會導致行為受阻，不知所措。

比如案例一中，劉璐只要去上學，就會出現肚子痛，為避免發生打退堂鼓的後果，她就會出現各種怪異動作或行為。

具體來說，劉璐的身體一旦出現了劇烈的生理反應（D），上學行為就會受阻，為了避免發生逃學或掩飾尷尬，她可能會做出以下行為反應（E）：要麼強忍硬撐，要麼聰明地迂迴（透過吃藥或其他轉移注意力的方法），要麼乾脆逃學。這套反射，我們稱之為行為反射或第三級反射。

5. 條件反射 j：B → D。

當患者在某些特定的環境和場合（條件刺激 B）時，經常出現生理反應（D），並且過後耿耿於懷，那麼 B → D 就會建立穩定的條件反射。這種條件反射詮釋了憂鬱症軀體化的過程。

用數學符號表示如下：

j：(B → D) =g：(B → C) ∪ h：(C → D)。

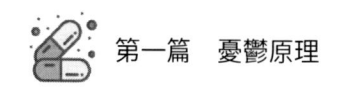

以上數學公式顯示，心理因素（C）是憂鬱軀體化的紐帶和核心。

但從反射公式 j：B → D，容易看出，即使沒有出現心理波動（C），照樣出現軀體化。這意味著，患者本來有情緒問題或者心理障礙，卻沒有以心理症狀表現出來，而轉換為各種軀體症狀表現出來。

6. 條件反射 k：B → E。

當患者在某些特定的環境和場合（條件刺激 B）時，經常發生異常行為反應（E），並且過後耿耿於懷，那麼 B → E 就會建立穩定的條件反射。

用數學符號表示如下：

j：（B → E）=g：（B → C）∪ h：（C → D）∪ i：（D → E）。

以上數學公式顯示，心理因素（C）是憂鬱條件反射系統中的紐帶和核心。但從反射公式 j：B → E，容易看出，即使沒有出現心理波動（C）和生理反應（D），照樣發生行為反應。這意味著，患者即使在某些不害怕、不緊張，未曾出現軀體化的場合，照樣也會做出一些不可思議的異常行為。

第四節　反射訊號

在與憂鬱長期抗爭的實踐中，患者的症狀與當時致鬱的內外環境（比如當時傷害過患者的人物、事件、環境、時間、地點、生理反應、心理活動等等）結成了牢固聯盟。這意味著，其中任何一個有關聯的場景，比如傷害過患者的人的汽車、小狗、親友等，都可能成為引發憂鬱的訊號源。

憂鬱的訊號源，既包括感覺器官能覺知到的所有客觀因素，如在場人、在場人的表情、提醒暗示語、語氣、時間、地點、人物、事件、聲音、燈光、語言文字，患者自己的各種生理反應（如肌肉緊張、心跳加快、呼吸紊亂、四肢發抖、頭暈嘔吐、腸胃不適、認知障礙等），為避免憂鬱和憂鬱發作時的各種怪異動作和行為等，也包括主觀因素（即「第三訊號」），如患者當時的想法、念頭、情感、暗示、對抗等各種心理活動等。

由於致鬱的刺激十分廣泛，患者就像驚弓之鳥，對這些刺激物十分敏感，而且隨著憂鬱加重和憂鬱反射的不斷強化，誘發憂鬱的刺激訊號還會不斷複製和泛化，因此引起憂鬱發作的訊號是無限的。

從本章案例二引述的陳老師憂鬱的例子中，我們可以得到以下結論。

有了這一次傷痛經歷，陳老師對「揭穿」其有「精神病史」的小張同學的聲音、面部表情、舉止穿戴，當時的教室、課堂、學生們的臉孔、瞪大的眼神、當時的情景，甚至當時的心理活動和生理反應等都讓他刻骨銘心，而且這些刻骨銘心的「東西」最終轉化為陳老師憂鬱的條件刺激。條件刺激會不斷地泛化，並形成多級條件反射。

隨著陳老師對小張同學的不斷關注，連小張同學朋友圈子裡的人和物都有可能發展為陳老師誘發憂鬱的條件刺激。甚至相似的教室，校園裡學生或老師們的交頭接耳、竊竊私語等舉動也可能引起陳老師發生憂鬱的預期反應（即過敏反應），可謂草木皆兵。

如果已經泛化了的刺激訊號或多重刺激訊號得不到強化，就會逐漸淡化和消退。這時條件刺激或憂鬱訊號可能會發生分化，並變得相對穩定。

在案例二中，陳老師憂鬱的主要刺激物是小張同學，而教室、課堂、學生們的臉孔、瞪大的眼神、當時的情景、小張朋友圈子裡的人和物等都是泛化了的訊號，這些條件刺激如果得不到強化，就會弱化。

也就是說，如果陳老師在接觸了這些泛化了的訊號時沒有再次發生憂鬱，沒有發生令人難堪的後果，沒有事後耿耿於懷，憂鬱反射就會逐漸淡化或分化（即分化為對極少數條件刺激的敏感性反應）。

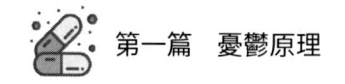

第七章

軀體化

軀體化一詞，是以軀體症狀表達精神不適的一種現象，這種軀體不適和症狀不能用病理發現來證實。訴說的是軀體症狀，其實表達的則是社會、心理方面的問題。

關於軀體化形成的原因，有壓力決定論、生理控制論、原生家庭論、認知決定論等等。不管哪種說法，軀體化只是憂鬱症的生理化，普遍被認為是憂鬱症的焦點問題。

本章只從心理學的角度研究它的由來和發展規律。

第一節　基本概述

正常人往往是在大家可以理解的情況（如壓力狀態）下，偶爾出現一些軀體化現象，比如心情不好或者休息狀態不好，第二天可能會頭暈腦脹，腰痠背痛，四肢無力，飲食無味，無精打采等。

憂鬱症患者通常是在某些特定的場景下出現體化症，而這種情況往往是大家無法理解的。比如好端端的一個學生，只要提到去學校，就會出現嘔吐反胃和肚子痛等軀體化，這讓人難以理解。

憂鬱症的軀體化，就是患者覺得自己有很嚴重的軀體症狀，如頭痛，體倦乏力，腰痠背痛，心臟痛，四肢顫抖，耳鳴心悸，厭食或暴食，體重下降或上升，低聲無語，記憶力下降，突然流淚，嗜睡或失眠，幻聽，身體疼痛不適，但做相應的醫學檢查卻沒有發現明顯的病理改變，或者臨床檢查中發現的病理改變不足以解釋患者自覺症狀的嚴重程度。

憂鬱症出現軀體化，是因為心理問題長期被壓抑而得不到解決。換句話說，軀體被憂鬱之氣長期壓著，使不上勁，無法動彈，才會出現軀體化問題。其實，每個人在一生中都在以不同形式表達他們的存在和生活的艱辛，生病也是其中一種表達方式。

人有身體的疾病，也有心理的疾病。身體疾病可引起心理反應，心理疾病也可以引起軀體反應，二者相互影響。然而，憂鬱症患者所謂的軀體症狀並沒有器質性的病變，它們主要由心理或情緒問題引起，或者說心理或情緒問題用軀體症狀來表達，這就是所謂的軀體化問題。

軀體化的主因不外乎三點：一是心理問題；二是情緒管理問題；三是能量衝擊或破壞。

每個人都有一些心理問題，但大多數人能正確對待。憂鬱症患者的軀體化根源在於「堵」，即錯誤地堵截各種心理和情緒的衝動。換句話說，憂鬱症是隱忍出來的病，不讓情緒流動，如滔滔黃河，一旦被大壩堵截，就會越堵越洶湧：要麼逆流而上，衝擊上游，要麼對大壩造成破壞。壓制情緒需要用理性，而調用理性需要用身體去抗，軀體因此成為堵截情緒的堤壩。

逆流而上的情緒和時刻往下發起衝擊的情感，會對大腦和軀體造成破壞，輕者出現神志恍惚和軀體化，重者甚至會精神分裂。

我們知道，自律神經掌握著性命攸關的生理功能：如呼吸、心臟跳動、血壓、消化、新陳代謝等。如果被堵截的負面情緒達到一定的閾值，就會對軀體構成破壞，造成自律神經功能性失調，從而引起心理和身體不適，如胸悶、憋氣、心慌、腸胃功能發生紊亂等。也許中醫視角下解釋更明白：氣血嚴重失去平衡，身體為了適應不平衡，不得不進入軀體化的狀態。

很多患者以為自己沒有心理問題，不知道軀體化其實就是曾經的心理情緒化。只看到眼前的軀體症狀，看不到自己長期處於恐懼、怨恨、焦慮和憂鬱等心理和情緒化中。

第二節　心理學解釋

每個人或多或少都會產生軀體化問題。軀體化是心情長期憂鬱導致神經系統功能發生紊亂的結果。

除了器質性原因引起軀體化外，中樞神經系統，尤其是自律神經系統在指揮人體活動過程中經常會出現暫時性功能失調導致軀體化，而腦細胞和神經系統的組織並無實質性損害。譬如當人飢餓或者疲勞過度時，大腦皮層不興奮，中樞神經不活躍，也會導致心情低落和全身無力等心理和生理現象。

我們知道，自律神經系統在生理上受大腦皮質神經支配和調節。正常情況下大腦皮質的興奮、抑制交替進行，協調一致，自律神經系統才能保持平衡狀態。但是，當外界的精神刺激因素強度過大，或持續時間過長，進而導致大腦皮質的部分區域過度興奮，統一協調功能失常，致使大腦神經調節能力下降。

一旦大腦總指揮部出現了紊亂，就會導致自律神經系統功能失調，當然也會帶來軀體化反應。自律神經失調有持續性和階段性，它會持續幾天甚至多日導致人體生物功能紊亂。

造成軀體化另外一個重要的原因就是，當機體受到外界強烈刺激，如驚嚇、憤怒、恐懼等，也會導致神經系統功能性失調而引起某種生理紊亂。比如當人突然聽到噩耗，精神可能一下崩潰，情緒低落，疲乏無力，舉止木僵。

我們把神經系統受到外部刺激引起即時性的情緒波動（包括生理紊亂），稱為「反射性紊亂」；而把神經系統受其他原因引起的階段性的情緒波動（包括生理紊亂）稱為「非反射性紊亂」。

一、反射性紊亂——軀體化

是指在某種刺激訊號的作用下產生的系列反射的結果，具體是由刺激引起神經中樞發生失調，進一步導致自律神經失調，最後造成肌肉和組織器官出現功能性紊亂而產生軀體化。

反射性紊亂包括無條件反應和條件反應。前者是可以被理解的，比如小張見到嚴肅的上司感到很緊張，目光朝下，不停搓手。事實上，無論是誰，置身於某些壓力環境都會不同程度地出現一些軀體化。後者是不被理解的，在大多數人看來並不會引起較大情緒反應，但會對某些人帶來劇烈的情緒反應。

通常人們只有遇到實際壓力的場合才會出現一些軀體化反應，而憂鬱症患者即使在沒有任何實際壓力或者預兆下，也會毫無理由地出現憂鬱和

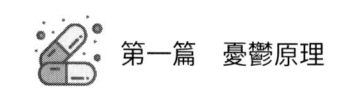

軀體化，這讓人很費解。

憂鬱症患者只要觸及某些似曾相識的情境，即能喚醒記憶而引發憂鬱和軀體化，就如一截菸頭可引發油庫爆炸，而菸頭本身沒有破壞力，只是它具備點燃的作用。這就是「星星之火，可以燎原」。

二、非反射性紊亂——軀體化

是指在某一時間段內，漸入「佳」境，無論在什麼場合都可能會出現的情緒低落。造成非反射性失調的原因主要是人長期受到強烈的精神刺激，心理壓力過大，導致自律神經功能性失調。

非反射性失調具有階段性或短暫性的特點，只要壓力解除或者調適，失去彈性的自律神經系統就會漸漸恢復正常，就如毛衣領口穿久了會變形，換下來，洗一洗，就會恢復原樣。另外，由於性格內向、孤僻、沒有主見等性格因素，造成機體對外界刺激耐受能力差，適應環境、應付事物的能力不足，也容易導致情緒低落。

需要注意的是，反射性紊亂引起的軀體化和非反射性紊亂引起的軀體化有所不同。前者為即時性和突發性；後者為遲緩性，從量變到質變的一個漸進過程。雖然非反射性紊亂不以客觀環境為誘因，也不以個人意志為轉移，但是開始發作之初也需要誘因，也可以透過人的認知來調節。

第三節　軀體化的誘因

能夠對神經中樞的興奮和抑制這一對平衡關係構成干擾的因素有很多，歸納起來可分為客觀刺激和主觀刺激。

常態憂鬱多是由於受到客觀刺激引起的，比如，小劉吃飯時突然出現情緒波動，全身顫抖，淚流滿面。由此看出，常態情緒是在客觀條件下發生的，病態性情緒往往是在主觀條件下發生的。

交響樂團演奏時，每一支優美的曲子都是在指揮和演奏者的默契配合下完成的。如果觀眾席上有個黑衣人朝樂團指揮扔了一顆冒煙的手榴彈，指揮還能鎮定自若地指揮樂團嗎？樂團還能演奏出優美和諧的曲子嗎？

經歷過這次恐怖襲擊後，如果樂團指揮再遇到與前次恐怖分子相似的黑衣人朝他揮手，他還能鎮定自若地指揮樂團嗎？樂團還能演奏出優美和諧的曲子嗎？顯然第一次是遇到客觀刺激導致演出紊亂，第二次是遇到主觀刺激導致演出紊亂。

憂鬱的軀體化也是同理。我們把掌管軀體的大腦神經中樞比喻為樂團總指揮，把身體各種器官組織比喻為樂團演奏者，順暢的情緒就是在它們的默契配合下完成的。如果大腦神經中樞受到過強刺激，不管是客觀刺激，還是主觀刺激，都能引起情緒發生紊亂。

大腦是高級神經活動的指揮部，如果多次受到過強刺激而發生功能性紊亂，容易導致相關中樞神經系統不穩定。

我們知道，水總是往低處流。一旦前面的水流下後，後面的水就會緊跟而下，形成一條「河」流。情緒也是這樣，一旦它朝向那個路線發洩，

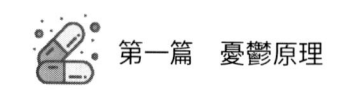

以後就會習慣性地沿著相同的路線發洩。

我們可以從條件反射原理得到解釋：如果「當時的環境因素＋過強的刺激→情緒神經中樞發生功能性紊亂→情緒波動」讓人耿耿於懷，大腦就容易建立某種暫時的神經連繫：「當時的環境因素→情緒波動」。

條件反射具有泛化的功能，只要跟「過強的刺激」或「當時的環境因素」相似的（或相關的）刺激都會讓人產生聯想，並引發掌管情緒的神經中樞出現功能性紊亂。這種能引起人們產生主觀聯想的刺激訊號，就是條件刺激。

隨著刺激訊號不斷擴散，情緒神經中樞承受刺激的能力也將越來越差，即情緒系統變得越來越不穩定。這意味著，稍微遇到一點「火星」，情緒就會爆發，真的是一觸即發啊！

綜上所述，病態憂鬱是掌管情緒的神經系統受到特定刺激後發生功能性紊亂導致的。我們可以得出一個結論：導致憂鬱症患者軀體化發作的刺激物不需要多大威力，關鍵看它與患者心中的「火藥庫」是否有連接，是不是憂鬱反射的條件刺激或訊號。

這意味著，軀體化體驗或發生過軀體化的場景，以及與之相關聯的所有因子都將成為誘發憂鬱的訊號。以後只要觸及這種場景或者相似場景，以及與之相關聯的所有因子的時候，機體就會產生條件反射。哪怕在一些看起來沒有任何壓力，甚至在非常歡樂的場景中，都可能會突然出現軀體化。所以說，引起軀體化並不需要什麼客觀壓力，只需接觸了某種訊號（如特定的時間、地點、人物、環境等），瞬間即可導致軀體化。

我們還可以推出一個結論：憂鬱的嚴重軀體化的實質不是軀體本身存在問題，而是神經中樞和軀體功能的自動化受到超強刺激的干擾，暫時遭到破壞的結果。憂鬱症調理的目標不是生理紊亂，而是恢復被破壞了的神經中樞功能。

第四節　心理波動下的軀體化

人的心理有時像平靜的湖水，有時像洶湧澎湃的大海，瞬息萬變。任何一種心理變化都會透過某些生理反應表現出來。

當人面臨恐懼或突發事件，可能會出現臉色發青、四肢發抖、心跳加快、胸悶氣短等生理現象。遇見心動的異性，可能會出現面紅耳赤、胸腹起伏、心跳加快、呼吸急促等生理現象。

人的心理波動會透過某種生理現象反映出來，如表情難看、出汗、尿急、反胃、發抖等。心理波動包括單純的心理波動（只受潛意識支配）和複雜的心理波動（顯意識和潛意識共同或交替支配）。

無風不起浪。心海之波不會憑空泛起，而是在內外因素的作用下，以條件反射或非條件反射的形式表現出來。不管是無條件刺激引起的心理波動，還是條件刺激引起的心理波動，一開始都是單純簡單的。如果對心理波動採取壓制，必然帶來更大的、複雜的心理波動。

不管是簡單的心理波動還是複雜的心理波動，當其強度超過人的心理防線，都會引起劇烈的軀體反應，甚至發生失控的行為。

一般來說，單純心理波動不足以引起大的軀體反應，只有壓制對抗後的複雜心理波動才會激起劇烈的軀體變化。從這個意義上來說，許多有預

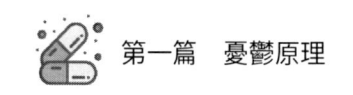

期性反應的軀體化，都是複雜心理波動的結果。或者說，正常人心理波動導致的軀體反應是常態性的，而憂鬱症患者的心理波動導致的軀體化往往是病態性的。

第五節　心理糾纏下的軀體化

長期背負心理壓力，是導致軀體化一個很重要的原因。

某公司員工小張到馬老闆的辦公室，準備彙報工作，但感覺很壓抑（權威下的恐懼），渾身不自在。時間一分一秒過去，小張正要鼓起勇氣開口，卻發現自己腸胃在激烈地蠕動，呼吸似乎暫停，大腦一片空白，雙手激烈顫抖，全身無力，根本說不出話來。這讓小張萬分尷尬，恨不能找個地洞鑽進去。他羞愧著臉，垂頭喪氣、急匆匆地結束了彙報。

回到自己的辦公室，小張反覆思索著和反芻著為什麼會這樣，尋思著馬老闆對他剛剛表現的看法。於是他在辦公室反覆模擬演練剛才想說的「臺詞」，以求下次不要重蹈覆轍。

一個星期之後，小張又要到馬老闆辦公室彙報工作。一路上，他擔心又會出現上次的軀體化問題，害怕被大家當作異類，害怕去老闆辦公室，害怕見到猜疑諷刺的眼神……他告誡自己不要害怕，不要慌張，不要多想……結果越是這樣，心裡越害怕，越緊張。

進了馬老闆的辦公室，小張看到老闆的表情，就感到胸悶氣堵，呼吸好似停止了，腦子一片空白，舌頭也僵硬了，軀體不聽使喚地抖個不停，他還是和上次一樣，氣急敗壞而歸。事後，小張又惱又恨，怪自己沒有出息，於是走上了與軀體化爭鬥的旅程。最終，他社交恐懼了，也憂鬱了。

不久後，小張不僅去彙報工作感受「壓力龐大」導致軀體化，就連待在自己的辦公室裡也會這樣。他感覺四處都有注視他的眼睛，如同當眾被脫光衣服一樣讓他感到無所適從。

他每天拖著疲憊不堪的身體，坐在辦公室裡，大腦空白，目光呆滯，行動遲緩，情緒反覆，身體時不時不自覺地發抖，他恨自己，恨自己被人窺見如此不堪……不久後，他無法工作，只能退避在家，不敢出門。顯然小張的軀體化是壓力和過度關注引起的。

注意力朝向哪裡，哪裡必然就變得敏銳不安起來。憂鬱症患者越是關注自己的軀體化，軀體化問題越嚴重。關注後，接著就會想方設法幹掉它，結果必然導致軀體化越嚴重。為了克服軀體化，許多患者就上網查詢資料、諮詢，有事沒事地反覆思索它，模擬演練它，與人討論它。

有個患者本來沒有體化症，可聽別的憂鬱症患者在網路上討論各種體化症的感受，不免害怕起來，閒來無事就開始對號入座，心裡默念，千萬別像他們那樣。但沒過多久，別人的體化症都變成他自己的軀體化了。

有個患者把平時發生的體化症用小本子記下來，一天到晚思索著如何消除它。去醫院檢查，醫生查不出實際的毛病，只能開點藥帶回家吃。但沒有多久，這種軀體化問題越來越嚴重。

疾病是有記憶的，尤其心理問題。軀體化是憂鬱的症狀，也是患者感到最痛苦的問題。思索，等於多告訴自己有軀體化問題，加深對軀體化的記憶；越練，越會讓軀體化問題變得更加固定和頻繁；越是討論，對它的注意就越執著；越是模擬軀體化，默念軀體化，回味軀體化，到了特定的場景，相同的軀體化問題又重演了。

每次出現軀體化，患者都會出現騷動、評價、總結、自責，糾纏不休，耿耿於懷，只會對軀體化和發生軀體化場景的記憶更加深刻。在反覆爭鬥和糾纏的過程中不斷強化軀體化的痛苦體驗，患者對軀體化的體驗和發生過軀體化的場景的注意也會因此變得越來越執著，越來越敏感。

在與憂鬱搏鬥的長期實踐中，憂鬱症患者練就一身尋找憂鬱的特別本領，他們在搜尋憂鬱方面已達到「上乘」工夫，能夠把自己發生的軀體化一絲不漏地全部「尋」到，連很輕微的甚至別人無法察覺的所謂軀體化也不例外。

幾乎每個場景，都在憂鬱症患者的「監視」之下。以至於和誰在一起，到什麼樣的場合，參加什麼樣的活動，會不會出現軀體化，患者一掃而知，準確知道是否會發生軀體化。

總之，憂鬱症患者總是事後反芻，讓軀體化的記憶深入骨髓。患者總是把最好的記憶時間花在糾纏憂鬱症上，而不是用來鞏固記憶學習到的文化知識。醒來的黃金一刻，你在做什麼？入睡前的黃金一刻，你又在做什麼？你一定在糾結憂鬱，盯著軀體化吧。

第六節　強迫思維下的軀體化

人都會有各種心理衝動。正常人不會關心自己是否有某種想法，即使知道了，也不會介意，絕不會為之苦惱和焦慮，更不會採取任何方法試圖消滅它，而是帶著這種想法投入生活中去，該做什麼做什麼，這就是平常心。

正常人有時也會遇到恐懼和緊張，可能也會暗示自己不要緊張，不要害怕，或者深呼吸幾次，四肢用力伸展幾下，來緩解下張力，轉移下注意力，然後帶著緊張去面對，絕不會過多地對抗和糾纏下去。

正常人對待心理衝動的態度完全出於本能，最後會順應心理衝動的發作。正常人認為心理衝動是正常的現象，會容許心理波動和情感的衝動，不會像憂鬱症患者那樣非得把正常的心理衝動壓下去。

雖然正常人在某些拘謹的場合也會做些心理或行為上的努力來緩解尷尬，有時緊張得四肢顫抖，甚至乾脆逃之夭夭，但事後不管順利與否，他們都不會對發生過的事情反覆評價和糾纏，也不會過多地責怪自己，要怪也只怪自己膽小，怪自己的運氣不好 —— 誰叫我碰到倒楣的事呢？不糾結發生過的一切，因為他們覺得這都是正常的。

能有這樣態度的人絕不會形成病態心理。然而，憂鬱症患者卻認為在任何場合下都不應該出現恐懼緊張，因而總是千方百計地控制恐懼緊張，結果卻又控制不了。患者因此常常感嘆說：「當不良心理衝動發生時我怎麼也控制不住。」他們誤以為別人都能控制自己的情感，殊不知，任何人都不可能控制自己的情感。憂鬱的心理陰影不就是在想控制又無法控制的矛盾中發展起來的嗎？

本來在某些特定的環境產生某種心理衝動是合理的（誰叫我們有負面的記憶呢），但患者卻認為它不正常，如果不及時加以壓制，後果不堪設想。可結果出乎預料，越壓越厲害，導致複雜的心理波動。

進入複雜心理狀態後，憂鬱情緒更加強烈。本來此時放棄還來得及，但鬥紅了眼的患者絕不會停留，不會眼睜睜看著憂鬱肆意妄為，會使出全身的力氣與之搏鬥，而怕的心理和憂鬱情緒卻愈挫愈勇，最後以雷霆萬鈞之勢衝破理智防線奔瀉而出——不良後果真的發生了。

暴風雨後的平靜。洩氣，難過，傷心，自卑，自責，自怨自艾，恨自己不爭氣，恨自己太沒自制力，恨自己命不好……

他們從不放過自己的「失誤」，從不甘心自己的失敗，總是回味、模擬演練發生過的場景，不斷總結失敗的教訓，避免再犯同樣的錯誤。

如此折磨不僅不能撲滅憂鬱的火焰，反而是火上澆油。這樣的結果他們深有體會，於是強迫自己採取「不要害怕，不要關注，不要對抗，不要逃避，不要在意」的態度，認為這樣就能撲滅憂鬱之火。

不，這樣做同樣是火上澆油，因為他們也深有體會，必須立即制止！接著出現了反強迫的態度：緊張就緊張好了，關注就關注好了，對抗就對抗好了，波動就讓它波動好了，衝突就讓它衝突好了，一切都無所謂！真的無所謂嗎？不！這樣做還是火上澆油，因為他們也深有體會，這樣的矯情是虛假的，無異「煽情」，必須制止！

憂鬱症患者就是這樣在強迫與反強迫的矛盾中交替衝突，糾纏不休，從而導致憂鬱的怒火熊熊燃燒。

欲以一波消一波，就會千波萬波交交而起。欲以我之心波（不要怕）對抗我之心波（怕），必然掀起更大的心理波動。

欲以「不想關注」對抗「關注」，必然引起更強的關注。

這就是「不想關注越關注，不想逃避越逃避，不想對抗越對抗，不想強迫反強迫」的道理。

「死」也要對抗！這就是患者的強迫思維和強迫意識，它就是憂鬱症患者的心理衝突或病態心理。

例如，小王去公司上班前，察覺到自己可能會憂鬱，心裡就打鼓：一方面想去（總不能逃避工作吧），另一方面不敢去（怕去了又會出現軀體化問題）。究竟去還是不去呢？小王心裡發生激烈的衝突。

人的理性（要去）就會壓制和排斥感性（怕去），導致恐懼越堵越高，強迫與反強迫並存。如果繼續僵持，用軀體化作防禦，必然導致情緒失控和體化症。

患者一定要理解，病態心理具有相對性。對正常人而言，它是不可理喻，屬於病態的。但對患者來講，它不是無緣無故而來，乃理所當然的結果，因此屬於正常的心理。

如果患者跟自己身上出現的病態心理爭鬥對抗，實際上就是與正常的心理對抗，結果必然產生新的病態心理。

新的病態心理一旦出現，雖然讓人難以接受，但對患者來說又是合理的、正常的。如果繼續與之爭鬥對抗的話，結果可想而知 —— 新的病態心理將會層出不窮。

隨著心理對抗成為一種「習慣」（強迫思維），病態性憂鬱必然頻繁發生；反過來，病態性憂鬱增多也會刺激強迫思維進一步加重。

就這樣，憂鬱症患者陷入「越對抗，越嚴重；越嚴重，越強迫」的惡性循環，不可自拔。

綜上所述，只要摻入了對抗憂鬱，就會導致單純的正常心理轉化為複雜的病態心理，從而使丁點小的心理波動改頭換面地增長成極大的心理波動，最終導致憂鬱的失控行為。

患者的對抗心理不僅表現在憂鬱之前，而且貫穿於憂鬱症的始終。事

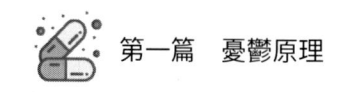

後反覆評價、無休止的強迫是憂鬱症惡化和形成軀體化的溫床。

不難理解，往往不是恐懼或心理波動本身導致了軀體化，而是在心理衝突或強迫思維的驅動下導致了軀體化。這也是為什麼正常人有些緊張往往沒關係，而憂鬱症患者只要一緊張就會導致嚴重軀體化的關鍵所在。

第七節　週期性的軀體化

有很多患者記不得自己曾經的軀體化是什麼特徵，只記得現在憂鬱症定期光顧，呈週期性發作，而且揮之不去。

一般來說，秋冬兩季是憂鬱症活躍的高峰期，這隻「瘋狗」如期而至，讓患者如臨大敵。很多時候，你以為這回憂鬱症真的好了，但沒過多久，憂鬱症又會如期而至，讓你空歡喜一場。

憂鬱症患者會常常感覺到心窩裡壓著一塊沉甸甸的「石頭」，堵得自己透不過氣。這種感覺隨心情變化而變化，心情好時「石頭」不見了，氣也順了；心情不好時，心慌氣短、全身無力。軀體化總是呈週期性變化。

有個患者說：「我有時會憂鬱一段日子，但過幾天又好了，然後又開始了。嚴重的時候胸堵得甚至連話都說不出來，真是很鬱悶！我覺得是心理問題，社交沒什麼焦慮，朋友也不少。以前曾在一家大公司做高階主管，做得不錯，但週期性緣故，一段時間憂鬱症又會出現，心情很壓抑。」

一位鬱友在自述中寫道：「我每隔 10 天左右就進入憂鬱狀態，每天莫名其妙地緊張，胸口堵得慌，出門總感覺有人盯著看我，買東西也不敢張口，碰到熟人更是一臉尷尬，渾身不自在，人都快虛脫了，感覺神經系統處在崩潰狀態。即使沒有壓力、沒有緊張的感覺，心情舒適，可照樣如此，就像被『瘋狗』撕咬。但過了幾天，突然又正常，也不用給自己信心，卻可以像正常人一樣。這個正常週期只有短短四、五天左右。」

「沒有任何理由說我沒自信，而且我在憂鬱時，也強力控制自己的情緒和行為，但是那股沒來由的東西，彷彿魔鬼一樣，牢牢控制著我，哪怕邁出一步都那麼困難。那是一種什麼感覺呀，簡直是手腳未動心已涼，不是恐懼，而是虛脫般的無力。而魔鬼離開的那三天裡，我的心不慌了，胸不堵了，肌肉不痙攣了，身體也不發抖了，呼吸也勻稱了，自己不用提醒自己什麼，一切就像行雲流水，表現力豐富，還能講笑話。」

看了這位患者的描述，大家對憂鬱症的週期性一定深有同感。其實，現實生活中，週期性變化的現象十分普遍。如太陽東起西落，人有生老病死，天空晝夜交替，植物花開花落，氣候四季輪替，海水潮起潮落，月亮的陰晴圓缺、人生的高低起伏、疾病的反反覆覆、情緒的波動，火山噴發，地殼運動……

週期性活躍是憂鬱症的一個重要特徵，週期性消失可作為憂鬱症康復的一個參考標準。哲學告訴我們，萬物無不遵循週期性的發展變化規律。憂鬱症同樣有週期性現象，從「生根」、「發芽」、「開花」、「結果」、「播種」五個階段的因果循環，此消彼長，反覆異常的週期性反應。每一次因果循環，憂鬱的陰影都被強化，憂鬱症進一步加重。

第八節　正常的生理現象

體化症不是憂鬱症患者的專有，每個人都可能會出現。

無論何人，神經系統都有其承受外界刺激的生理極限，當受到超限刺激的作用時，神經系統都會發生紊亂，從而影響其正常機能的發揮而引起體化症。可以肯定的是，沒有從生到死都未遇到強刺激的人，也絕沒有從生到死都不出現一點體化症的人。

軀體化反應乃正常的生理現象，正如走路累了腳會發軟，跑步會氣喘一樣，都是正常的生理現象。

患者可能會說，正常人的軀體化屬於正常生理現象可以理解，若把憂鬱症患者的軀體化看作正常的生理現象就難以理解。有的患者甚至懷疑自己的大腦神經系統有病。

不管正常人還是憂鬱症患者發生的軀體化，都是大腦神經系統功能性失調而引起的正常的生理現象，腦細胞沒有任何實質性的損傷，也沒有任何實質性的病理改變，更不會有任何缺陷。憂鬱症患者只不過是大腦正常機能的一時性破壞，功能上的一時性失調，活動上的一時性紊亂而已。

憂鬱症和它的軀體化本身不值得你去研究和關心。你該關心的是為什麼仍在糾纏不放，為什麼你的憂鬱症久治不癒。

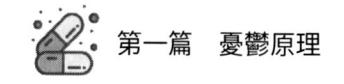

第八章

── 憂鬱種子 ──

每個憂鬱症患者都要承受內外雙重壓力，每個患者都掉入了憂鬱的陷阱，落下了心理陰影，埋下了憂鬱「種子」。

第一節　八大壓力

一、四大客觀壓力

客觀壓力指現實生活各種導致憂鬱的實際壓力，包括生理因素（如慢性疾病）和外部因素（如環境惡化）。具體分為四大類。

1. 致鬱的現實壓力和因憂鬱本身所帶來的壓力。學業、職場受挫，生意不順，人際緊張，失戀，受辱，做了後悔的事等都會對人的身心帶來不適和壓力。

比如，疫情導致企業不景氣，張老闆陷入了憂鬱；疫情、經濟蕭條、憂鬱本身等，都對張老闆帶來壓力。因為錯怪了某學生，導致該學生自殺身亡，李老師陷入後悔、自責和憂鬱；做錯了事，讓李老師背負很大的身心壓力。

憂鬱確實會對患者的生活、學習和工作帶來一定的影響，並不同程度地為人帶來心理壓力。比如小汪同學，只要走進學校，就會出現腸胃不適、嘔吐等軀體化，對自己帶來極大的心理壓力；從小失去媽媽的小李，產後無助、無望，倍感淒涼和焦慮，對自己帶來龐大的心理壓力。

2. 因為憂鬱受到他人的提醒、消極暗示、指責、不理解等帶來的壓力。包括家人的嘮叨或別人善意的提醒，也會讓憂鬱症患者更加關注自己的問題，並牢記在心，從而形成心理創傷和不良記憶。

比如憂鬱症患者每天躺在家裡，關閉房門，一旦被家人指責，就會感到很大的壓力。

3. 受到社會歧視、打擊形成的壓力。社會許多方面對憂鬱者的不寬容而導致的壓力。譬如招生、擇業、擇偶等方面對憂鬱者是極大的門檻。

現在有一些學校和用人單位對憂鬱問題明文限制或篩選，讓有憂鬱症和有憂鬱情緒的人，感到焦慮，感覺不公正，感覺受人歧視，激發了他們的病恥感和憤怒情緒，落下了恨憂鬱、恨自己、恨家庭、恨社會的仇視心理，並進一步強化了憂鬱情結。

比如被貼上憂鬱症標籤的人，在就學和就業方面常常受歧視，讓患者感到極度不安和痛苦。

4. 不良人際關係帶來的壓力。因為憂鬱症時常發作，心境持續低落，尤其面臨某些特定的場合更為突出，導致社交活動受阻，即使參與其中，也因屢屢受挫把自己陷入尷尬境地，致使人際關係一敗塗地。

若加上「觀念」扭曲，會讓他們失去身邊的朋友，從此無人關心，無人理睬，如一隻孤單落寞的大雁，讓人倍感憂傷。人際關係一旦不暢，導致與現實社會隔離，社會功能逐漸減退。

二、四大主觀壓力

主觀壓力指現實生活中能影響憂鬱者的各種主觀壓力，包括認知解讀後的壓力和面臨的各種負面情緒等。

比如患者聽到有人說了幾句不輕不重的話，以為別人故意嘲笑攻擊他，憤憤不平，心裡時常發生衝突，為自己帶來壓力。

自我加壓，卻力不從心；有很多好想法，但無法付諸實施（或因客觀條件，或因自己主觀原因，比如懶惰），為自己帶來挫敗感。

面臨滾滾而來的各種負面情緒，又無力抵擋或錯誤管理情緒，對身心造成龐大壓力。

憂鬱症患者主要有以下四大主觀壓力。

1. 各種心理症狀導致的壓力。如挫敗、羞恥、憤怒、恐懼、焦慮、預感、強迫、自卑、痛苦等情緒，容易為人帶來心理壓力。

當慾望得不到滿足，當情緒不能表達，如鯁在喉，又好似冤屈無法申辯，這種無法宣洩的心痛，讓人生不如死。

2. 屢戰屢敗導致的壓力。揮之不去的憂鬱情緒，抗鬱屢戰屢敗，心靈一次次遭到打擊。

3. 心理糾結導致的壓力。憂鬱症患者的心理糾纏，可概括為憂鬱症發作的「前、中、後」三個階段。尤其病症發作後的糾結，讓患者日思夜想，痛不欲生，背上沉重的精神包袱。

憂鬱症患者想控制自己的想法卻又無法控制，也想叫自己不去控制某種想法，卻又做不到不去控制。這種欲罷不能的無奈或挫敗感，會對自己帶來極大的壓力。

4. 逃避現實帶來的壓力。憂鬱症患者一旦人際關係陷入緊張，就會「知難而退」，慢慢地遠離人群，變得自卑、膽怯、自閉，如驚弓之鳥，哪怕一點風吹草動，都會風聲鶴唳、膽顫心驚。

第二節　播下種子

需要理解的是，客觀壓力在形式上雖然屬於客觀實際，但在內容上卻是個人的主觀感受；而主觀壓力在形式上屬於主觀心理，內容上卻屬於客觀實際。比如，同樣做生意虧本（客觀打擊），有的人認為自己倒楣而耿耿於懷（主觀感受），有的人卻認為這是生活的常態而愉悅地接納（主觀感受）。想到自己這次生意虧大了（主觀意念），心就會絞痛，飯菜不思，夜不能寐（確實影響了實際生活）。如果客觀實際壓力強度過大，會在潛意識層形成「心理撞痕」。

雖然正常人面臨壓力也會感到痛苦不適，也會經常形成「心理撞痕」，但他們仍然會帶著壓力和不適，帶著痛苦和「心理撞痕」去工作、生活。只有極少數人認為壓力是不正常的，挫折是不正常的，憂鬱是不正常的。他們一心只想改變和克服所謂的阻力，卻又改變不了現狀，每天因過往之事耿耿於懷，折磨不休。

他們面對挫敗、憤懣、恐懼、羞恥、內疚等情緒時，思想態度發生了傾斜，倒向了錯誤的一邊，被負面情緒牢牢捉住。於是爭鬥掙扎開始了，失敗和痛苦也嘗到了，最後心理蒙上了陰影，人也陷入了更深層的憂鬱。

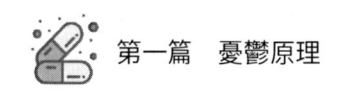

雖然壓力無處不在，人人都可能會憂鬱，但並非人人都會落下心理陰影，陷入更深層的憂鬱。心理撞痕能否變成心理陰影，認知態度往往發揮決定性作用。

同樣，心理撞痕能否撫平，取決於個人的認知態度。如果認知錯誤，即對受到的刺激或壓力以及對由此形成的憂鬱情緒耿耿於懷，就會在潛意識層形成憂鬱的心理陰影。換句話說，該壓力下和由它造成的心理撞痕或憂鬱情緒，就會在潛意識中扎下根，變成憂鬱的「種子」或憂鬱的心理陰影。

用數學流程表示：八大壓力或刺激→心理撞痕（或憂鬱情緒）。

心理撞痕＋正確認知（理解、寬容）→心理撞痕慢慢就會弱化。

心理撞痕＋錯誤認知（耿耿於懷、糾結）→心理撞痕被強化→心理陰影。即：八大壓力＋錯誤認知→心理陰影（或憂鬱種子）。

很多患者說，假如主管不給我壓力，假如學校和家長不給我壓力，假如沒有校園暴力，假如我不是操心過多，自我加壓……我的憂鬱自然就好了。是啊，假如這個世界上人人事事順心，一帆風順，哪有壓力？哪有憂鬱？

當然，這只是一廂情願而已，世間不可能有如此淨土。問題不是壓力本身，而在於你是否願意放過自己。

第三節　種子生根

俗話說，無風不起浪。任何情緒的產生都有其背後的原因。

心隨景動，人的情緒隨著客觀環境（包括生理狀況）變化而變化。因此人的情緒總是時好時壞。

如果總是沉浸在過往的失敗中，即回顧當時的情景，後悔不已，設想可能發生的後果等，就會形成憂鬱種子。

經歷了某些痛苦難堪的場面，與憂鬱愈鬥愈重的結局，總是無情地摧殘著人的意志和心靈。一次一次的傷害，以至念及往事就心有餘悸！心中裝著它，嘴裡念著它，夢裡想的還是它！

憂鬱的心牽動著人的每一根神經，過去的慘痛體驗滲入了骨髓，在潛意識層凝聚成一團根深蒂固、難以釋懷的負面情結，它是憂鬱症的核心。

由此可見，憂鬱症源於傷心往事的經驗痕跡和屢戰屢敗的慘痛教訓，源於一次次心靈傷害和心理糾纏。

如果憂鬱了，對生活失去了興趣和希望，總是有原因的，或者說，憂鬱症是因為糾結什麼事情，不然不會得憂鬱症。

有的是因為失戀而憂鬱；有的是因為生活在不和諧的家庭導致壓抑，而自己又不怎麼成功，覺得活著很沒意思導致的憂鬱；有的因為失去了工作，整天宅在家裡，被父母嘮叨而憂鬱；有的因為生活中一些糟糕的事情突然來襲，比如生意破產導致的憂鬱。

生活不順的人很多。有的人難以釋懷，不去溝通、不去交流，久而久之積壓在心裡的負面情緒會導致憂鬱；有的人生意雖然破產了，但照樣與

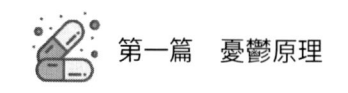

人溝通、交流、釋放負面情緒，就不會憂鬱。

從大量案例可以看出，憂鬱大多是因為家庭、感情、生活缺乏交流和關愛（以婦女、兒童和老人為主），還有因為事業不順，工作不力，社交能力低下導致的（以男性為主），也有不少是由慢性疾病、失眠導致的憂鬱。

疾病的折磨會讓人感到生不如死，如果長期受疾病折磨而又無法排解，就容易陷入憂鬱。各種疑難疾病，尤其疑病導致的憂鬱確實難受，也是最不好解決的。

其他原因導致的憂鬱相對容易解決一些，比如破產欠債導致憂鬱，可以勸導：留著青山在，不怕沒柴燒。

除了各種客觀致鬱因素外，更關鍵的致鬱原因，憂鬱本身這一主觀因素，卻無人問津，或幾乎被人們忽略了。但不管是客觀原因，還是主觀因素，憂鬱情緒大都是因為自認為無力解決的、存在已久的問題造成的。如果想排解，卻無法排解，久而久之，憂鬱就會發展為憂鬱症。

也許讀者會問，我沒有什麼銘心刻骨的創傷性經歷，怎麼也會憂鬱呢？事實上，創傷經歷大都是自我體驗的結果。

某大學一名學生說：「在記憶中，我沒有受過什麼心理創傷，反而是家人給予太多的關愛，讓我喘不過氣。如果說有創傷，不過是父母和長輩們總是鼓勵我好好讀書，讓我覺得我只是一個為別人而活著和奮鬥的機器人，我自己卻活得沒有任何意義，對人生也沒有任何興趣。」

被憂鬱困擾，絕不亞於被毒蛇所傷。毒蛇傷害的是人的肉體，而病態憂鬱傷害的是人的心靈。

不難理解，憂鬱種子是隱藏在內心深處的強大負能量場，對人的思想和情感具有極大的影響力，它會將人的注意力牢牢地控制在其周圍。難怪患者為之朝思暮想，苦不堪言。

種子的使命是繁衍後代。如果在心裡埋下憂鬱的種子，它就會時刻吸收所需的能量，目的是為了壯大自己，實現破土而出——發芽，開花，結果，播種——繁衍下一代，形成新的憂鬱種子。

憂鬱種子就像魔鬼，不僅會吞噬患者的靈魂，還會對患者的信念和意志肆意地摧殘，留下了永久的傷痛！

患者常常夢想過著與世隔絕的生活，而在喧囂渾濁的塵世，哪裡有安靜的世外桃源？憂鬱症康復不是靠逃避現實，而是如何消除憂鬱種子或淡化憂鬱陰影。

第四節　種子發芽

憂鬱種子的「觸鬚」，能察覺到無處不在的憂鬱訊號，這些訊號都是經過條件反射的強化或泛化的結果。當捕捉到特定的訊號，種子就會蠢蠢欲動，破土發芽，產生憂鬱預期反應。也就是說，只要遇到與當初引起心理撞痕的八大壓力相似的刺激或相關聯的訊號，憂鬱的記憶就會被喚醒，憂鬱種子就會發芽。

或者說，有了憂鬱陰影，只要遇到特定場景，包括熟悉的時間、地點、人物、環境等因素，特別是曾經發生過軀體化的體驗，很容易觸景生情，產生憂鬱的想法、念頭或憂鬱意識。因為這些似曾相識的場景總是與過去的慘痛經歷緊密地連繫在一起，導致「觸景生情」式的心理、生理反應。

我們還是以「憂鬱反射」章節中的案例一為例。劉璐只要提到去學校讀書，大腦就會立刻萌發「我可能會憂鬱」的念頭和預感。意識會馬上做出判斷：「糟糕！這是憂鬱發作的預警訊號！」

正常人沒有類似的憂鬱預感。所以，憂鬱預感是界定憂鬱症的一個重要象徵。憂鬱預感和憂鬱症發作一樣，都是大腦對客觀刺激的反應。準確地說，是人接觸到某種條件刺激後產生的條件反射或觸景生情。

憂鬱預感是一種意識，當然也具有意識的「追思過去，預測未來」的屬性。因而憂鬱預感的出現總是伴隨著痛苦、羞愧、自卑、恐懼、強迫、焦慮、緊張、不安等負面情緒，並且高度關注著自己憂鬱的發作，伴隨胸悶氣短、呼吸紊亂、全身痙攣等生理反應和避免發生憂鬱的各種行為反應。往往就是因為過度關注憂鬱才招來了軀體化。

從某種意義上來說，憂鬱預感並非壞事。相反，它是預防憂鬱，避免受到更大傷害的一種自我保護機制。因為預感的形成使以前無關的刺激物成為發生憂鬱的訊號（條件刺激），預示著憂鬱即將來臨，因而患者可以根據預感來調節自己的活動，更精確地適應複雜多變的生活或工作環境。假如沒有預感，或者不能正確使用預感，憂鬱症將變得不可控制，並直接影響其社會功能。由此可知，憂鬱預感既能使患者未雨綢繆，化險為夷，又會讓患者感到恐懼不安，逃避現實，甚至做出荒唐之事。

在日常生活中，人們一旦有不祥預感，就會驚慌失措。因為人們習慣性地認為不祥預感是厄運的前兆，故而討厭它們，排斥它們。其實很多時候，預感並不意味著可怕的結果真要發生，而僅僅只是向人類提醒一下罷了。比方說，小時候你被人欺負毆打過，長大後見到此人，可能還會讓你害怕。事實上，那人不可能再毆打你。有此恐懼，說明你有創傷性陰影，潛意識只是喚醒你的記憶，提醒你注意他而已。有時候，早年發生過的事情可能被意識所遺忘，但你的潛意識並沒有忘記。

第五節　開花結果

一旦出現預感，預示著憂鬱即將發生，這是患者不願看到的結果。患者因此會想方設法排斥預感，結果卻相反，預感非但不會消退，反而更加強烈。患者為自己不能排除憂鬱預感而恐懼不安，開始全神貫注地關注著這股潛意識的動態，並且表現在思想上和行動上的對抗也越來越強，導致水漲船高的局面：對抗愈大，憂鬱發作愈強。

潛意識再次發出警告訊號：「我一定會憂鬱！」、「我很害怕！」意識慌亂地說：「不，千萬別憂鬱啊！不要害怕啊！」潛意識最後發出求救訊號：「我的憂鬱無法避免！」

由於對這個結果感到恐懼萬分和無可奈何，最終還是別無選擇地壓制它。注定的結局是：無論患者怎樣壓制憂鬱預感，預感越強烈；無論多麼努力，也衝破不了恐懼的包圍；無論怎樣暗示，也轉移不了對自身症狀的關注和對抗；無論患者耗費多大的力氣，也阻擋不了軀體化的發生。這就是憂鬱發作時的強迫與反強迫。開花就會結果。與憂鬱不講策略地蠻幹，必將導致軀體化越來越嚴重，也助推了憂鬱症的重新播種。

第九章

致鬱過程

我們知道，生活事件會導致憂鬱，即使憂鬱很多年，也不一定會患上憂鬱症。那麼，憂鬱症究竟是怎麼形成的？憂鬱是怎麼演變成憂鬱症的呢？本章將根據張景暉理論來分析憂鬱症的致病因素。

第一節　基本過程

我在諮商中發現，有的患者是自己發覺有憂鬱，有的是經別人提醒後才發覺有憂鬱的，他們都有一個共同的特徵：發覺自己有憂鬱或者認為憂鬱不正常後，就開始介意並且耿耿於懷，疑神疑鬼般留意和尋找自己的憂鬱。

找到憂鬱後，就會驚覺，懷疑，努力防止和拚命消除憂鬱，千方百計鬥憂鬱。結果越防止憂鬱反而越多，越對抗憂鬱反而越重，越鬥心裡越糾結。這種適得其反的結果導致痛苦煩惱和悲觀絕望。憂鬱就是在反覆爭鬥，屢戰屢敗、屢敗屢戰，並且在不斷評價總結的過程中惡化成疾。此時，憂鬱已不再是以前偶爾的常態性憂鬱，而是現在的必然的病態性憂鬱——伴有心理衝突和心理陰影的憂鬱症。

簡略過程如下：偶爾或常態化憂鬱（包括軀體化）→自己發覺或被人提醒→錯誤認知→介意（耿耿於懷）→注意和尋找憂鬱→有目的地尋找，肯定找到了憂鬱→驚訝不止→高度警惕→進入臨戰狀態→想消滅憂鬱→越來越重→千方百計地努力鬥憂鬱→越鬥越重→痛苦，恐懼，憤怒，怨天尤人，憂鬱症發作（尤其軀體化）所帶來的壓力＋不良暗示＋社會歧視＋不良人際關係帶來的壓力＋心理糾纏（錯誤認知）→形成憂鬱陰影或種子→遇到條件刺激發生病態性憂鬱→再尋求方法克服憂鬱→屢戰屢敗的體驗→強化憂鬱陰影和種子→憂鬱症。

第二節　知道憂鬱

很多正常人也常常憂鬱，只是他們自己不知道而已。如果你對他說：「看你表情，你有憂鬱吧？」對方準會說：「瞎說！我從來沒有憂鬱！」

由於不知道自己有憂鬱，這樣的人絕不可能患憂鬱症。不少正常人就這樣帶著憂鬱「糊里糊塗」地度過了幸福的一生。

知道自己有憂鬱，主要來自兩個方面：一是外界的提醒或刺激；二是自己發覺。所謂外界提醒或刺激就是家人或周圍人的關心、提醒、暗示等。而內傾性格的人對自己的一得一失更在乎，一旦發生了憂鬱，難逃其「法眼」。

剛步入青春期的孩子，情緒難免會有些躁動或憂鬱，這無非是情緒反應的結果，是這個階段的人常見的生理現象，並沒有疾病的意義。孩子對

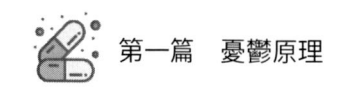

此也沒有自我意識，不會伴有緊張不安的情緒，因而具有偶然或短暫性的特點。可有些家長不願孩子這樣，時而提醒孩子要積極陽光，要懂得感恩，尤其是被完美欲支配的家長，對孩子的「問題」特別注意，在孩子面前表現出驚慌憂慮，甚至大發脾氣，嚴厲地教訓孩子：「你老是這樣！」、「總是不注意！」、「總是不改！」

注意了就沒有憂鬱情緒嗎？其實，越是注意自己的憂鬱，暗示自己不要有憂鬱，越有憂鬱。「下決心改？」其實，越改越嚴重，越控制越糟糕，下的決心越大，憂鬱情緒越極端。

事實上，人不能控制自己的情緒，但可以控制自己的行為。如果一心想控制自己的情緒，反而會導致強迫情緒和無法自控的強迫行為。這就是情緒的規律。

有個男孩受了點委屈，動不動掉眼淚，被他爸媽罵了：男兒有淚不輕彈，你怎麼像個女孩？這怎麼行！但孩子自己並沒有這樣想，他只是覺得心裡難受，所以情感才流露。可是家長卻不允許孩子這樣，要求孩子必須學會堅強！在一次次高強度的擠塑下，孩子慢慢學會壓抑自己的真實情感。

有位父親看到兒子坐在地上哭，很生氣，就想捂住孩子的嘴巴，叫他不要哭，「哭什麼，吵死啦，再哭，我就打死你！」

孩子能不哭嗎？父親越打，孩子哭得越厲害。雖然孩子不敢哭出聲來，但哭在心裡。哭泣是孩子表達自己的心聲，如果被強行攔截，孩子的情緒得不到表達，就會壓抑自己。長此以往，孩子就會自閉和憂鬱起來，關閉情緒外洩的通道，轉向內攻自己。其實，暴躁和憂鬱是情緒的兩個對立端。物極必反，無論控制哪一頭，最後都會走向另一端。

如果「知道」自己有憂鬱情緒，開始「懂得」憂鬱是身上的汙點和人生路上的絆腳石，就會慢慢形成精神上的負擔。

第三節　介意憂鬱

正常人對自己的憂鬱從不認真對待，表現得非常淡漠。如果你跟正常人說：「你憂鬱了！」或者正常人發覺自己憂鬱了，他們認為這不算什麼，也不會大驚小怪，驚慌失措。

僅僅知道自己有憂鬱，不一定會發展為憂鬱症。因為很多正常人也知道自己憂鬱，卻沒有患上憂鬱症。事實上，憂鬱情緒本來就具有短暫性或斷斷續續的特點，只要不介意，就不可能發展成憂鬱症。

但過度內傾的人就不是這樣。由於注意力集中自身，稍有一點異常反應，就容易被自己發覺。或者一時自己沒有發覺，而是被別人提醒，就好像大禍臨頭，對之高度注意，懷疑自己患了什麼精神上的病，於是就開始注意和尋找自己身上的異常反應。當他再一次發現自己出現異常變化後，就斷定自己原來真是一個「病人」，並因此產生苦惱和焦慮，注意力就更加集中到這上面，總想並且執著地努力去防止它，這就是憂鬱症的前期——對憂鬱的困擾，也是發病的動機。

如果把日常生活中經常發生的事當作一件稀奇的事來看待，誤認為這是一種「病」的表現，這種態度會惹出很大的麻煩。

「啊！我怎麼憂鬱了？」他們對憂鬱的一舉一動，對別人的評價和看

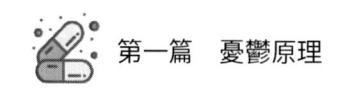

法會表現得非常關切。他們常常內省：「我憂鬱了嗎？我有憂鬱症嗎？憂鬱症會影響我的前途嗎？我會走向自殺嗎？我怎麼避免，如何克服憂鬱？」神經質地對它高度關注，並想像自己患了病，逐漸地把它「捏」成了「病」。

對憂鬱是否介意，與個人的世界觀和人生態度有關。如果對憂鬱和一些不良刺激（如社會歧視）有了錯誤認知，認為憂鬱是人生的恥辱和汙點，認為憂鬱是影響自己前途和生命健康的絆腳石，憂鬱者才會對憂鬱感到厭惡、憎恨和恐懼，才會對憂鬱耿耿於懷。

然而，對少年兒童憂鬱者來說，是否介意，主要取決於外界環境。譬如，校園欺凌容易使孩子憂鬱，不良教育（包括家庭教育和學校教育）會讓孩子介意憂鬱。

第四節　注意憂鬱

憂鬱者一旦介意憂鬱後，就開始注意自己的憂鬱問題。注意的實質就是懷疑和害怕。注意憂鬱，就是擔心發生憂鬱被人看不起，被人歧視。

注意力朝向哪裡，哪裡必然就變得敏銳不安起來。就和打字一樣，如果打字者把目光集中在鍵盤上，看自己的手指怎麼敲打鍵盤，打字就不會自然，速度也會降低。

其實，注意本身沒有錯，注意是提醒人們未雨綢繆，防患於未然，行事要小心謹慎，以免犯錯。可是有的人卻把「注意」用在不該注意的地方：

注意集中在「我憂鬱怎麼辦？我該怎麼調整情緒和表情？我怎樣才能不憂鬱？」注意力朝向這些亂七八糟的目標，表情能自然嗎？心能不累嗎？

人的表情和情緒都是心理狀態的外在反應，都是自然地流露，無須再去思索和注意。如果刻意調整自己的情緒或表情，就如東施效顰，弄巧成拙。

每個憂鬱症患者都有正常表達情緒的能力，也有身心狀態正常的時候，只是這種能力和「正常」在某些場合受到憂鬱反射的攻擊暫時被破壞，而許多憂鬱症患者卻誤認為自己喪失了這種能力和「正常」。

第五節　尋找憂鬱

注意憂鬱，就會尋找憂鬱。為了弄清自己是不是憂鬱症，他們高度注意自己的身心狀態，常常是持之不懈地、努力地「尋找」自己的憂鬱，並且千方百計地防止憂鬱。

不管找什麼，只要有目的地積極尋找就容易找到目標。

生活中，尤其是出門前，通常暗示和祈求自己不要憂鬱，走路或坐下來也時不時地注意尋找自己憂鬱了沒有。工作中，尤其人際互動中，他們不是把注意力放在傾聽或如何應對上面，而是關注自己的身心狀態如何，有沒有憂鬱的跡象。

哪個人禁得起這樣的檢查？沒有問題也會找出問題來。當發現自己果真有些憂鬱，心情更加不安，進一步「努力」不要憂鬱，當然更會憂鬱，以後連不易憂鬱的場合也會憂鬱起來，怎麼「努力」也遏制不了。

有個年輕人，本來工作好好的，甚至有段時間忘我的投入工作中。但有一回，同事調侃地說了一句：「你這些天是不是遇到什麼煩心事了？怎麼精神不振呢？」這麼隨意的一句話，言者無意，聽者有心，年輕人開始關注起自己來了。

因為之前做過一次闌尾炎手術，這讓他敏感不安起來，難道是手術的後遺症？接著，他就開始注意手術傷疤，胡思亂想起來。摸一摸傷疤位置，似乎感覺有些痛，這下不得了，更加引起他的高度緊張與不安。後來每天都感覺到傷口在隱隱作痛，疼痛難忍，痛到無法工作。於是他請假去醫院問診，醫生的解答無法讓他釋疑，反而越來越恐慌。

「這家醫院真坑人，拿病人的性命不當一回事！」他一次次重複著這句話。

注意哪裡，那裡就會變得緊張不安起來，他不停地在網路上查詢憂鬱的症狀，然後在自己身上逐一對照，追蹤和尋找憂鬱的跡象，頗有按圖索驥的味道。

其實，憂鬱症狀就如房間裡的灰塵，越掃越多。因為眼睛越擦越亮，所以感覺灰塵越來越多。客觀上來講，灰塵只會越掃越少，但主觀上來，卻是越掃越多。因為以前是用普通的眼光去看待灰塵，後來發展到用放大鏡去觀察灰塵，而且放大倍數越來越高，灰塵豈不是有增無減？

當患者要去公司上班前察覺到可能會憂鬱，心裡就會打鼓：一方面要去（總不能逃避工作吧），一方面不敢去（怕去了，又會出現猶豫問題），去還是不去呢？心裡發生衝突。

人的理性（要去）就會壓制和排斥感性（怕去），導致恐懼越堵越高，強迫與反強迫並存。如果繼續僵持，用軀體化作防禦，必然導致情緒失控和體化症。

第六節　對抗自然

如果患者找到了憂鬱，就會大吃一驚，彷彿真的患了大病，之後想方設法檢驗這個「病」是否是真的。這裡試試，那裡看看，無事找事，四處出擊，目的就是檢驗下自己是不是憂鬱。折磨來，折磨去，當一次次確認自己真的有憂鬱後，就開始認定自己患了憂鬱症。

每個人都有鬱悶的時候，而在憂鬱的狀態下，自然就會感到身心俱疲，萎靡不振，這是不可抗拒的事實，也是無法改變的客觀規律。作為一個人，就必須承認這個現實，接受和服從這個現實。而憂鬱症患者總是與現實對抗，不能容忍有任何一絲的心理和軀體不適，絕不容忍任何時候有精神不振的感覺。

一出現軀體化就焦慮不安，誤認為這是「妖魔」，拚命地壓制它，對抗它，但又不能戰勝它，因為它是合理的、正常的生理反應。對抗的結果必然會引起心理上的糾纏而加重憂鬱和體化症。

憂鬱本身並不含有疾病意義，這本是不難理解的常識，而有些人偏偏把它看成是「病」。明明知道人人都有憂鬱，卻偏要追求「我就不能憂鬱」，企圖徹底消滅憂鬱，因而努力地對抗它，企圖改變憂鬱的狀態。然而無論怎樣的努力也不可能改變它，就像不能改變賽跑時的心跳加快、呼吸紊亂一樣。

為了實現不憂鬱的主觀願望，長年與憂鬱爭鬥不已，不達目的誓不罷休，這是絕對有害的。當主觀願望與客觀規律產生矛盾時，必須修正的應該是錯誤的主觀願望，而不是客觀規律。企圖以主觀願望去改變客觀規律的人沒有不受到懲罰的。

爭鬥——失敗——再爭鬥——再失敗，越鬥越感到憂鬱的強大，越鬥越嚴重，憂鬱永遠是勝利者。爭鬥失敗的結果，就會滋長各種複雜的心理因素，並加深心理上的糾纏，激化了軀體化。

有人說：過去的常態憂鬱我可以接受，但現在是病態憂鬱，我不能接受。有病就要治，不是嗎？

這聽起來真有理，其實是歪理。你以前是正常人，怎麼不能容忍一點常態憂鬱？你現在是憂鬱症者，你身上的病態憂鬱，不也是和正常人身上的常態憂鬱一樣嗎？你現在的病態憂鬱，不就是當初不接受常態憂鬱導致的嗎？你現在的狀況，不就是因為當初不願意做個有常態憂鬱的正常人而一步步把自己逼成憂鬱症患者嗎？

既知現在，何必當初！唯一的出路，只有接受現在的病態憂鬱。不管自己的憂鬱問題處於哪種程度，你必須先接受現實，否則現在的病態憂鬱又會形成新的憂鬱種子，憂鬱症也因此又邁上新的臺階。換句話說：你現在所處的臺階，正是因為你當初不接受下面的臺階而更新的。

綜上所述，不服從自然規律是憂鬱症形成和發展的主要原因。

第七節　自我診斷

在「抗鬱」過程中，失敗了一次又一次，當嘲笑、歧視、失敗等不良刺激從四面撲來，當你力不從心，想動也動不了的時候，恐怕你早已心力交瘁，黯然神傷。

當憂鬱症把你壓得喘不過氣來，讓你痛苦不堪的時候，當你耿耿於懷、糾纏不休、焦慮萬分的時候，你的內心恐怕已經悄悄落下了斑駁的陰影。這意味著憂鬱已經在你的潛意識層埋下種子，並扎下了根。這意味著以後只要遇到特定的環境條件，憂鬱種子就會蠢蠢欲動。

當你用盡了方法也不能控制自己的憂鬱，你就會感嘆：「啊！原來我是個憂鬱症患者！」不等醫生替你確診，你自己也會擠進憂鬱症患者的隊伍。

第八節　因果關係

常態憂鬱和病態憂鬱，是性質完全不同的兩種狀態。事物從一種狀態變化到另一種狀態，總是離不開內因和外因，而外因往往需要透過內因發揮作用，所以在變化中，內因發揮決定作用。從常態憂鬱發展成憂鬱症的內外原因如下：

外因：有憂鬱情緒和軀體化問題，而且對工作和生活帶來影響，這些都屬於客觀因素。內因：好表現、求全慾望太強，喜歡幻想，缺乏人生經

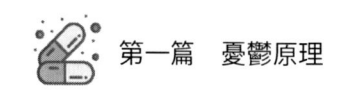

驗和知識，對憂鬱太介意，性格過度內傾，對別人的提醒、負面暗示謹記在心，生活或工作能力低下等個人主觀問題。

造成常態憂鬱的原因無窮無盡，也沒有任何研究意義，因為人人都會出現憂鬱。憂鬱症則不同，是個體知道自己有憂鬱後，開始介意它，注意它，尋找它，努力排除它，千方百計消滅它……憂鬱反而越嚴重，這種不成正比的結果，會讓個體深感不安和焦慮，繼而陷入無奈和更大的憂鬱之中。

憂鬱症的形成發展類似於植物生長的基本過程：

一、生根

當各種打壓憂鬱的努力都失敗後，患者才知道憂鬱實在太強大了，開始害怕憂鬱了！接著出現「八大壓力」，加上個人的心理特質、性格缺陷和錯誤認知，憂鬱的心理陰影就初步形成了，或者憂鬱的初級條件反射就建立了。形成了心理陰影，意味著憂鬱的種子已經在潛意識扎下了根。

二、發芽

生了根，就會發芽。只要遇到和「八大壓力」相似的條件刺激（或訊號），就會「毫無理由」地產生憂鬱的心理和與之相配的生理反應，如恐懼、強迫、心慌、心悸、頭痛、內臟功能紊亂等。這就是憂鬱症為何總是時好時壞，為何因時、因地、因人不同的緣故。

三、開花

發芽後就會開花。當一系列心理或生理反應出現後，必然會引起患者的高度關注和抵抗。但無論怎樣對抗，心理和生理反應不僅沒有緩解，反而愈挫愈勇，導致大腦一片空白，神志出現恍惚。

四、結果

「開花」，意味著憂鬱症露出了猙獰的臉孔。此時此刻，患者不會坐以待斃，眼睜睜地看著它們肆無忌憚地吞噬自己，必然會奮起反擊，但結果必然慘不忍睹。此情此景，有的患者乾脆逃避或用點技巧轉移注意力 —— 迂迴避開。無論反抗還是逃避，或是迂迴繞過的做法，其實都是憂鬱症的結果。其中，「迂迴避開」屬於良性結果。

五、播種

「結果」後，容易為患者帶來心理上的壓力，若再加上耿耿於懷，必然形成新的憂鬱種子，這個過程叫做「播種」。「播種」之後又會生根 —— 形成心理陰影。

中醫認為：「思則氣結。」過度的憂思容易憂鬱成結，變成心理陰影。患者都是在現實中受過傷，在思考和想像中因為暗自舔傷，患上了憂鬱症。憂鬱症的形成和發展，如同植物生長的「生根、發芽、開花、結果、播種」五個環節，惡性循環，導致憂鬱陰影越來越重，憂鬱反射越來越固定，憂鬱種子越來越多。

另外，必須理解，憂鬱症是在特定的條件刺激下以心理反應、生理反應和行為反應的形式完成憂鬱的「三級反射」。此後，憂鬱情緒就已經發展為穩定的憂鬱症。可以說，憂鬱症的所有症狀，都是憂鬱反射的結果。

關於「三級反射」，在我的另一本著作《情緒心理學》有詳解，本書不再贅述。

透過下面的列式，我們可以進一步透視憂鬱到憂鬱症的全過程：

偶爾或常態性憂鬱＋錯誤認知→心理陰影；心理陰影＋條件刺激→病

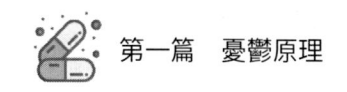

態性憂鬱；病態性憂鬱＋錯誤認知→新的心理陰影；新的心理陰影＋條件刺激→新的病態性憂鬱……如此循環往復。如圖所示：

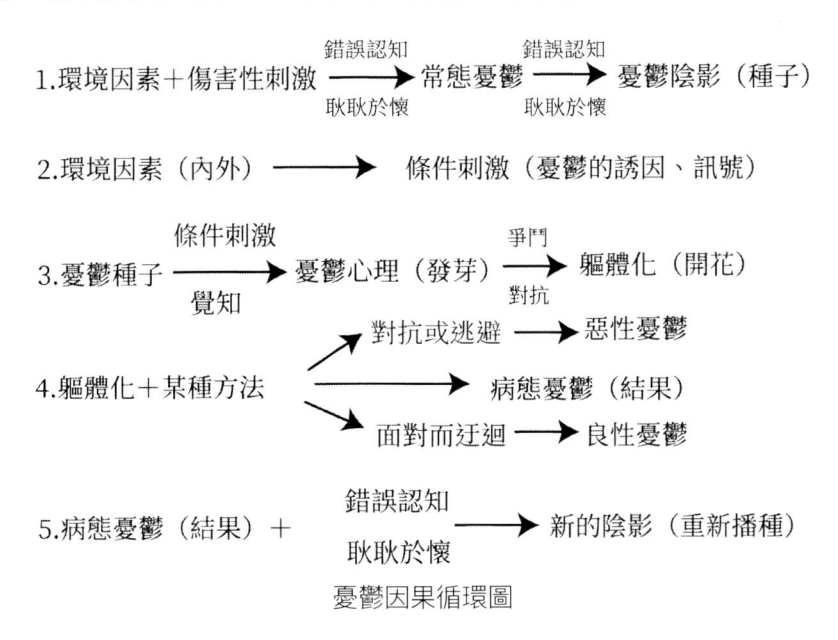

1.環境因素＋傷害性刺激 —（錯誤認知／耿耿於懷）→ 常態憂鬱 —（錯誤認知／耿耿於懷）→ 憂鬱陰影（種子）

2.環境因素（內外）→ 條件刺激（憂鬱的誘因、訊號）

3.憂鬱種子 —（條件刺激／覺知）→ 憂鬱心理（發芽）—（爭鬥／對抗）→ 軀體化（開花）

4.軀體化＋某種方法 → 對抗或逃避 → 惡性憂鬱
軀體化＋某種方法 → 病態憂鬱（結果）
軀體化＋某種方法 → 面對而迂迴 → 良性憂鬱

5.病態憂鬱（結果）＋錯誤認知／耿耿於懷 → 新的陰影（重新播種）

憂鬱因果循環圖

形成了憂鬱的心理陰影之後，就會產生病態性憂鬱；病態性憂鬱反過來又會刺激形成新的憂鬱陰影；新的心理陰影又會導致新的病態性憂鬱。也就是說，心理陰影和病態性憂鬱互為因果。雖然一開始時，偶爾（或常態）性憂鬱導致了心理陰影（往往是在錯誤認知的催化下），但我們必須明白，憂鬱陰影（即憂鬱種子）是本，病態性憂鬱是標。不！相對於憂鬱症，憂鬱陰影也只是標，錯誤認知才是憂鬱症的根本。

因為常態性憂鬱人皆有之，沒有任何疾病的意義，而極少數人以錯誤認知態度對待它，才導致心理陰影。它是憂鬱的種子，只要遇到適當的環境條件就會發芽、開花、結果，乃至播種。解決憂鬱問題不難，關鍵在於理順因果關係。

最後需要理解的是，如果憂鬱症發生在童年期，決定其患病的原因不是內因，而是外因 —— 外部環境壓力，因為小孩沒有形成獨立的認知（內因）。

第十章

心理障礙

本章將進一步分析致鬱的主觀原因。

第一節　最初原因

在心理諮商中，幾乎每個來訪者都會談到自己的憂鬱是怎麼開始的。有反映是家庭原因造成的，有認為是久治不癒的慢性病和沒有來由的軀體化造成的，還有說是因為工作壓力、校園霸凌、人際關係不好、性格缺陷等原因，甚至有人懷疑是遺傳造成的。

導致憂鬱的原因無窮無盡，我們很難尋找其源頭。其實最初造成的憂鬱情緒僅僅只是短暫性的，如果當初自己沒有去關注和介意，聽之任之，也許你還是一個健康者。不幸的是，你自己或你的家人、朋友，將你偶爾出現的憂鬱情緒「揭穿」了，也許他們是怕你變得頹廢了，也許是出於一句玩笑話。但言者無意，聽者有心，這些話被你記在心裡，引起了你的注意或警惕，最後陷入憂鬱的困擾之中不可自拔。

不少患者訴說自己是在童年時期開始就有了憂鬱，也有不少說是在求學路上開始的，更多反映是在進入職場和結婚成家以後開始的。其實，何時開始有憂鬱，並不重要。重要的是，你的憂鬱問題依然存在。

無論它是什麼原因，對你已經沒有任何現實的意義。雖然治療憂鬱要根據致鬱原因來進行分析和判斷，但開始引起憂鬱的最初原因已是陳年往事，現在並不存在。比如，因某些疾病導致的憂鬱，現在那些疾病早已好了，但你的憂鬱問題還在；小時候因受繼母虐待讓你憂鬱，但十幾年過去了，繼母早已不在了，也不大可能還會有另一個繼母再來虐待你，但你的憂鬱卻還在。顯然，你現在的憂鬱與當初導致憂鬱的所謂原因已經沒有任何瓜葛。

事實上，導致憂鬱的最初原因並不存在，但你的心理障礙還在，並且隨著時間推移或憂鬱的頻繁光顧而逐步發展。只有找出致病原因，消除心理障礙才是解決憂鬱問題的唯一途徑。

第二節　難忘過去

當患者知道自己有憂鬱傾向後，就會好奇地思索它，就如孫悟空見到「緊箍咒」，覺得好奇，不經意地套在自己頭上，結果越摘越緊。患者總想擺脫憂鬱而又擺脫不了，發展到今天的地步。這才開始後悔，總想倒回到當初什麼都不知的「糊塗」狀態。他們總是說：假如不知道自己曾經有過傷痛，假如能把過去忘掉就好了。是啊，如能忘掉傷心的過去，你的憂鬱就好了，但這樣的想法實在太天真了。

要知道，人腦一旦建立起來的記憶或連繫是終生有效的。不管你願意還是不願意，都是如此。有些事似乎被我們忘掉了，其實不是忘掉，而是沒有在大腦裡浮現出來而已。只要別人提起，還是能回憶出來。何況多年為之苦惱，與之爭鬥的「大事」怎麼能忘掉呢？如若真的把自己的心理問題徹底忘掉了，說明你的大腦出了毛病，那才是真的災難呢。任何事情，一旦知道了，就永遠不能倒回到從前不知道的狀態中。

不管怎麼說，認識的人和不認識的人還是不一樣的。憂鬱症患者知道自己有創傷記憶，從「不知」到「知道」就是比正常人「前進」了一步。既然前進了一步就永遠退不回去了。所謂「永遠退不回去了」，並不是說憂鬱症永遠好不了，而是說永遠不能再退回到「不知」的狀態了。怎麼辦？總不能止步不前，坐以待斃吧。那就再前進一步！即透過對憂鬱問題的再認知，來解脫心理束縛。

第三節　內傾性格

過度內傾的性格，是指自我內省很強，總是把注意力集中於自己的身心極其細微的異常變化，並因此而產生苦惱不安和焦慮執著。這是一種以自我為中心，習慣於順向思考的性格。每個人都會關注和內省自己，因為這樣會讓人知道自己哪裡做得不夠，讓自己的行為合乎社會規範。如果過分地注意和內省自己，則是一種「小人之心長戚戚」的病態心理。

與內傾性格者相反，外傾性格的人則把注意力常集中於外界的事物。他們追求現實，性格坦率，不顧自己而注意目的物，這樣的人，自然是君子之心坦蕩蕩。人在某種刺激、生理出現變化等情況下，偶然出現一些身心異常變化（比如憂鬱情緒，身體不適）本是正常現象，無內傾的人對之不會注意，即使注意到了也不會介意，甚至一笑了之，更不會大驚小怪。

但過度內傾的人就不是這樣。由於注意力集中自身，稍有一點異常反應，就容易被自己發覺。或者一時自己沒有發覺，而是被別人提醒，就好像大禍臨頭，對之高度注意，懷疑自己患了什麼精神上的病。於是就開始注意和尋找自己身上的異常反應。當他再一次發現自己出現異常變化後，就斷定自己原來真是一個病人，並因此產生苦惱和焦慮，注意力就更加集中到這上面，總想並且執著地努力去防止它，這就是憂鬱症的前期——對憂鬱的困擾，也是發病的動機。

如果把日常生活中經常發生的事當作一件稀奇的事來看待，誤認為這是一種「病」的表現，本來是暫時的具有短暫性的現象，神經質地對它高度關注，並想像自己患了病，逐漸地把它「捏」成了「病」。

人的身心活動不可能永遠保持一成不變，而是受內外刺激的影響隨時都在變化。運動員的身心健康和運動成績不可能總是保持在最佳狀態，總是隨心理和環境的變化而變化。去年比賽獲得了最佳成績，今年未必還能發揮最好。人的身心狀態發生變動的條件有時明顯，有時不明顯。喝酒喝多了會出現全身性亢奮；低頭玩手機久了可能會頭昏；在冷氣房內一個人看不感興趣的書就想睡覺；冷水澆頭時精神會為之一振；做一件自己不感興趣的事，就容易疲勞；連續幾個小時打遊戲也不覺得疲勞；討厭的數學課聽不到幾分鐘就覺得睏……其實這都不是真的疲勞，不過是由怠倦而引起的疲勞感覺而已。過度內傾的人碰上這樣的情形就會不同。

有個女孩誤認為自己容易比別人疲勞，好像別人永遠不會疲勞似的，總感到活著沒意思，於是懷疑自己是不是身體哪裡有病，到醫院做了各種檢查都查不出毛病，最後就到身心科檢查。幾張心理測試題做完，醫生下了一個不負責任卻非常穩妥的診斷：重度憂鬱，並建議住院治療。雖然醫生並沒有說來訪者是憂鬱症，只說有憂鬱狀態，或疑似憂鬱症，但在來訪者或家長聽來，就確信患病無疑了。

雖然家長考慮到孩子的名聲，沒有住院，只是買來一堆抗鬱藥物回家，但醫生的「診斷」卻讓這一家陷入了極大恐懼和焦慮的危機之中。女孩真的患了憂鬱症嗎？幾張心理測量表當然不能作為診斷的唯一根據。但女孩聽了醫生的診斷後，卻真的感覺自己患了憂鬱症，並不時地關注自己憂鬱了沒有，注意力過分朝向身體的某一面，走幾步路，上下樓梯，就覺得疲勞，而且越來越容易疲勞，「憂鬱問題」也就覺得越來越重。

心理健康的人勞動時，注意力集中於勞動，從不內省自己為什麼容易疲勞。當疲勞到一定程度時，雖感覺到有些疲勞但毫不介意，或活動一下手腳鬆弛一下，或仍然繼續工作下去。下班回家往沙發上一坐：「啊，吃力！」真的感覺到疲勞了，但他們絕不會大驚小怪：「我怎麼疲勞了？」絕不會認為這是「病」的表現，知道這是勞動後的自然反應。

喝點茶，聽聽音樂，看看電視，上上網，玩玩社交平臺，說說話，聊聊天，睡一晚上覺，第二天早晨恢復了，再上班，再勞動，再疲勞，再恢復，周而復始，這就是我們的日常生活。

心理健康的人也不會內省自己的心情是否緊張。即使知道自己緊張了，也絕不會為之苦惱、焦慮，更不會採取任何技巧試圖改變這種緊張狀態，他們只是帶著這種心情投入生活中去，該做什麼做什麼。

心理不健康的人常常誤認為只有不緊張的人、做事不疲勞的人、沒有脾氣的人，才是心理特質強的人，而這樣的人在現實中是不存在的，除非精神病人。

我們注意到，不少來訪者是在外力的促使下，由外傾轉變為內傾性格。從許多來訪者的自述中也可以知道，他們在小的時候性格也十分樂觀開朗，不大注意自身，目光朝向外面的世界，即使心情有些憂鬱，也並不在意。但某些家長對孩子的身心變化很在乎，他們總是希望自己的孩子陽光，不能消沉。只要稍微有些「異常變化」，就會讓他們感到不舒服，繼而挑剌。

人身上最柔弱的區域，往往都是最敏感的地方。由於身心某個「異常」之處常常被他人提醒或指責，而自己也預設並且介意，就會引起自己的注意，並且變得敏感起來，孩子的性格也會因此發生轉變，由外傾轉向內傾。這個「異常」之處也變成了最柔弱，當然也是最敏感的地方。

由於內傾者很在意別人對自己的看法（生怕自己不陽光，生怕父母不高興）和某些極其細微的異常變化，加之長期與憂鬱打交道，高度關注自己的憂鬱反應，練成明察秋毫的專業眼光，就如工兵對地雷一樣敏感。

外行湊熱鬧，內行看門道。自己的病痛，只有自己知道。所以鑑定憂鬱障礙有無的專家不是別人，而是患者自己。稍有一點異樣就知道，重一點的也無須旁人提醒就已察覺，接下來必然是沒完沒了地尋找、對抗和糾結。一次一次的努力和失敗，接二連三的挫傷，加上錯誤認知，讓自己陷入了痛苦、恐懼、焦慮和憂鬱之中。

憂鬱「症」患者的數量為何逐年增多？因為社會競爭日益激烈，人在職場或人際互動中遇到挫折（比如碰到說話粗暴的人），心裡容易增添煩悶。如果是內傾性格的人，就很容易導致憂鬱問題。

過度內傾的人因為注意力總是關注自己，不放眼世界，最終導致坐井觀天的褊狹思想。這些人稍有一點不如意的事情就會糾結不休。因為內傾，對世事不聞不問；因為內傾，對人情不明不白。不洞察，怎麼會有做人的學問？不練達，怎麼會有處世的文章？為什麼有的人臉皮薄，開不起玩笑？因為過度內傾，疏於人情世故，無法適應人際互動。為什麼有的人臉皮厚，縱橫社交，遊刃有餘？因為人情練達，見多識廣。

一個任務沒有好好完成的時候，有的人專心研究沒有好好完成的原因，有的人則更多地思考自己的處境。前者是外傾性格，持積極的態度；後者是內傾性格，持消極的態度。襟懷開闊，視野寬廣，多關心別人，少注意自己，以天下之憂為憂，以天下之樂為樂，衝破自我的小圈子，把自己的精力用在工作上，學習上。不僅用勞動，此勞動必須是從理想和興趣出發，而不是任務觀點的勞動，而且還要用合理的鍛鍊和娛樂使自己經常地忙碌著，使自己沒有時間想自己，越是這樣越好。

任何內、外偏激都不能認為是良好的性格，唯有內、外調和才是健康的心理。精神圓滿的人，性格毫無矯激粗剛之處，這種人不會在某個「點」上執著起來，糾纏起來。

第四節　苛求完美

完美主義是憂鬱症患者的主要人格特徵，這些人除了對外在事物追求盡善盡美外，在內心深處總是認為自己是完美無缺的人。

認為自己優秀沒有錯，這是對自我能力的肯定，有助於增強自信。追求事物的完美是人類社會發展的動力，如果沒有追求完美的慾望，人類社會也就會停滯不前了。從某種意義上說，每個世界冠軍，每個藝術家、科學家、發明家、文學作家，都是完美主義者。

既然追求完美沒有錯，認為自己優秀也沒有錯，為何一些追求完美的人最終卻患了憂鬱症呢？因為完美是把雙面刃。適度的完美可以促進一個人發展，而過度或不合情理地追求完美，即過渡到偏執和狂妄，會阻礙個人的發展，甚至會把整個人生捲進去，鑽進一個自我設定的死胡同。

如果在事業上追求完美，可以使人更上一層樓；如果過度追求物質的完美或精神的完美，就會演變為物質或精神上的潔癖。

憂鬱症患者對自己的評價往往與現實嚴重脫節，總認為自己是一個完人。正因為如此，他們對己、對人常常表現得非常苛刻。他們不允許自己，甚至也不允許別人身上有一點點瑕疵，非常重視自己在他人眼中的形象，常常對自己或他人身上表現出的不足和缺點感到不滿。

人至察則無徒，水至清則無魚。事實上，無論他們怎樣努力也無法改正這些所謂的「缺點」，因為他們的要求是做一個完美無缺的人，而這個世界根本不存在完美無缺的人。

何況看問題的角度不同，看到的東西自然不同。你看到別人身上的所謂的缺點，在別人看來或許不是缺點，你叫別人怎麼改？更何況別人身上的東西也不是你所能掌控的，哪怕是你的親人，也是如此。

因為長時間無法改正自己或者別人的所謂「缺點」，這種努力後的失敗帶來打擊，加上自己無法理解後的耿耿於懷，必然又會使他們陷入自責、怨恨、痛苦的惡性循環中，形成難以釋懷的憂鬱情結。

他們現在關注和糾結的不是原先客觀上的「缺點」，而是轉移到「為何總是克服不了這個缺點」的主觀思想上來。由於不願看到自己在他人面前是個有缺點的人，而且連小小的缺點都改不了，就開始變得自卑和孤僻起來，並形成了社交障礙。這時，他們的關注點又從「為何我總是克服不了缺點」轉移到「為何我會害怕社交活動」的想法上來，最終發展為伴有強迫思維和焦慮的憂鬱症。

事實上，每個人的身上都會存在一些所謂的缺點。比如異性之間接觸會有一些不好的想法，這是十分自然的本能反應。可是有人卻認為它是不道德的，是不可原諒的骯髒思想，必須消除。於是努力克制這些想法，結果越壓制，「骯髒」的想法越嚴重。本來這個結果是你壓制而來的，是合理化的，可你又認為它是不正常的，必須消除，結果越陷越深。

由於不好的想法越來越嚴重（其實是被你推波助瀾的結果），這讓你非常害怕，你感覺自己的思想實在是太骯髒了，無可救藥了，你會越來越看不起自己，認為別人的思想都是高尚的，只有自己的靈魂如此骯髒！

基於這樣的認知，會讓你感覺自己低人一等，導致你在他人面前抬不起頭來，在社交場面自然就會表現出自卑、膽怯的心理。

本來這又是合理化的結果，可是你卻不願意看到自己在別人面前自卑、膽怯，又強迫自己要自信起來，鼓勵自己不要怕，不要在乎……這樣的暗示非但沒有讓你自信起來，反而讓自己感到越來越害怕，越來越自卑，最後不得不躲避社交活動，甚至乾脆關閉社會功能。

本來這還是合理的，可是你仍然不服從這個合理化的結果。特別是事後總是回味當時的場景，評價和總結已發生過的事，設想以後將面臨的可怕後果，責怪、埋怨自己沒有用，整天鬱悶不樂，焦慮不安，唉聲嘆氣，用網路遊戲、吸菸或飼養寵物來打發日子。如此否定、排斥、打壓合理化的結果，必然導致下一輪不良結果的發生。排斥和不良結果互為因果，層出不窮，惡性循環。

憂鬱症患者不僅不能容忍任何環境下出現憂鬱情緒或體化症，同時還要求在任何情況下都能保持平靜心情。

經常有人問我：「我跟老闆在一起時，情緒總是激烈波動，有什麼辦法讓我不這樣嗎？最好讓我在任何情況下都能像正常人那樣不緊張。」

有這樣的正常人嗎？假若一個人真的變成在任何情況下都能保持平靜自然的心情：在黑夜中行走不害怕，老虎來了不害怕，地震發生了不著急，不管和什麼樣的人接觸都很平靜，任何情況下都沒有緊張感，這種人豈不成為精神失常的人？

看到正常人快快樂樂，而自己卻鬱悶焦慮，就恨自己怎麼這麼倒楣。總是羨慕別人的生活多麼舒心愜意，沒有煩惱，沒有痛苦，無憂無慮，開開心心。果真如此嗎？你問過他們嗎？你跟他們交流過嗎？你聽過他們的傾訴嗎？你一天到晚坐井觀天，遠離人群，怎麼能知道人間煙火，怎知人世間的煩惱和疾苦？

看到別人過得有滋有味，看到那些遠不如自己的人賺很多錢，自己卻這麼倒楣，恨社會不公平，恨父母沒本事，終日怨天尤人。本來這些妒忌、眼紅、苦悶、怨恨都是因為貪念和慾望所致，是極其正常的，但他們卻認為有悖於教養，有悖於道德，從而陷入自責，壓制自己的真實情感，導致這種負面情感越壓越厲害，憂鬱也越來越嚴重，讓人痛苦不堪。

為了追求所謂的完美，憂鬱症患者一天到晚都把時間和精力消耗在那些無聊的永遠沒有答案或沒有結果的事上面（如對抗憂鬱）。憂鬱症患者認為世上沒有比憂鬱更嚴重、更可怕的事。如果沒有憂鬱，他們就是世界上最幸福的人。他們堅定地認為，憂鬱症是他們人生道路上的絆腳石、攔

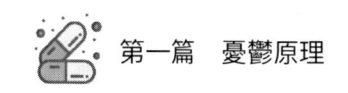

路虎。為了追求人生的幸福，他們就會想方設法，費盡心思去搬掉這塊絆腳石，於是就會沒完沒了地追求憂鬱的減少，即使今天沒有，還要追求明天沒有，後天沒有，永遠沒有憂鬱。

把憂鬱症視為「有你沒我，有我沒你」的仇敵，是憂鬱症患者堅守的思想堡壘。「任何情況下都不能有憂鬱」是憂鬱症患者一直追求卻永遠不可能實現的主觀願望。

第五節　心理障礙

一旦有了錯誤的主觀願望後，就會對自己的問題耿耿於懷，感覺上天不公平，繼而產生與憂鬱努力對抗的心理和行動。當各種努力均告失敗後，就會產生恐懼、怨恨、痛苦、糾結、焦慮、強迫、膽怯、自卑、憂鬱、多疑、仇視他人、仇視社會、仇視現實等心理問題。並隨著心理問題不斷發展、強化和固定，就會形成心理陰影，繼而形成積重難返的心理障礙。有了心理障礙，只要出現一點憂鬱的苗頭都會為之糾纏，為之寢食不安。

既然正常人也會憂鬱，那麼，憂鬱症患者與正常人的憂鬱又有什麼區別呢？從憂鬱本身來說，都是正常的心理和生理現象，沒有什麼兩樣，當然就不能從憂鬱的有無來區別。那麼從兩者發生的數量和輕重可以區分嗎？這種說法似乎有些道理，因為憂鬱症患者的心理和生理反應一般要比正常人多而且嚴重。可是，究竟多到多少，重到什麼程度才算是憂鬱症患者呢？

許多症狀輕微的憂鬱症患者，與正常人之間是不易辨識的，兩者之間似乎沒有一條明顯的界限。因為很多輕微患者出現憂鬱的頻率很少，而且即使出現也只是短期，或者說他們善於隱藏掩飾，因而從表面看，他們的憂鬱症狀甚至比有的正常人還要少。

另外一些陷入嚴重憂鬱的正常人，如失戀者，其低落的心境會持續很長時間，看起來比大多數憂鬱症還要嚴重。像這種情況怎麼能區分呢？稍有一點憂鬱，就憂心忡忡，緊張不安，這是憂鬱症患者的心理特徵。正常人雖然或多或少存在憂鬱，但他們毫不介意，絕不會因此產生精神壓力和心理負擔，更沒有心理糾纏，這樣的人絕不會成為憂鬱症患者。我曾見過一位因為企業破產陷入憂鬱長達十幾年的正常人，雖然心境持續低落很多年，但其生活沒有改變，照樣工作，照樣交友，活得照樣精彩。

由上可知，正常人與憂鬱症患者之間的區別，不是決定於憂鬱的有無，因為每個人都有，也不是決定於憂鬱出現的頻率（因為有的正常人的憂鬱比輕微患者還要重），而是決定於對待憂鬱的態度。可見，對憂鬱的錯誤認知導致了心理障礙，錯誤的認知才是憂鬱症的病根和罪魁禍首。

通俗點說，所謂心理障礙，就是阻礙心理或情感暢通的思考方式或思想認知，而不是心理陰影，也不是性格缺陷。只要有心理障礙，不管憂鬱多麼少，都是憂鬱症患者；反過來，不管憂鬱情緒多麼多，只要沒有心理障礙就不是憂鬱症患者，而屬於常態憂鬱者。

我們可以用一個公式來表達：憂鬱症＝憂鬱＋心理障礙。由此可見，站在心理學的角度，憂鬱症的治療，主要是解決患者的心理障礙（即錯誤認知問題），而不是憂鬱情緒。

第十一章

認知偏離

每個患者都認為自己的思考方式和思想認知沒有問題。如果憂鬱症患者能意識到自己的認知有問題，憂鬱症就不會越來越嚴重。

思想認知是一個很奇怪的東西，它和臉上的汙垢一樣，只有照鏡子才能看到。

第一節　前期認知

患者開始只是和平常人一樣偶爾出現憂鬱情緒，對此並不介意，但在某種機緣下，看到了憂鬱猙獰的一面，這才念念不忘。

有個叫老張的失業者，一開始也有些憂鬱，但他卻不以為然，因為他覺得吃油鹽的人有點憂鬱太正常了。可有一天，當他聽說一位熟人因為憂鬱而自殺了，頓時覺得憂鬱是個隱患，於是害怕起來，糾纏起來。從那時起，老張開始關注起憂鬱。本來一點點的生活不如意引起的憂鬱情緒，卻因為高度警惕導致越來越嚴重，越來越恐怖。

患者看到憂鬱恐怖的一面乃客觀事實，因為任何事物都有多面性。其實，患者只是看到憂鬱的局部，卻以偏概全，而做出過於主觀的錯誤評價。事實上，每個人都可能會看到憂鬱恐怖的一面，但大部分人會覺得很正常。因為他們會調整看問題的高度和角度，全方位看，看到的是問題的全部，從而得出客觀的評價。

第二節　中期認知

一旦糾纏上憂鬱不放，就好似墮入迷霧，之後迷失了方向，再也看不到出口。被憂鬱「迷」住，就如一葉障目，看不到客觀真實的東西，因而對待它的態度就不可能是正確的。結果讓自己陷入進退兩難、不可自拔的境地。

「入山不見山，出山觀山景。」越是進入山中，越是看不到山的概貌。這時患者如「盲人大俠」，四處出擊，卻屢戰屢敗。因為看不到事物的全貌，只能藉助放大鏡照著去看，結果把憂鬱原本不好的一面一步步放大，變得更加可怕。

由於把憂鬱和與之相關的一切都放大了，導致對憂鬱相關的一切變得敏感多疑起來。哪怕以後出現一丁點的憂鬱情緒或軀體問題，他們也會視同眼中釘、肉中刺，痛苦難受，充滿恐懼和焦慮。從此，對待憂鬱的思想和態度更加執著，情感更加專一，展開了「有我沒你，有你沒我」的殘酷爭鬥。

中期認知，導致進退兩難，錯在一錯再錯，明知山有虎，偏向虎山行，不知迷途知返，回頭是岸的道理。

第三節　後期認知

因為自以為是，過於輕敵，反而鑽入牛角尖，越鑽越窄，越鑽越痛苦。為了注入新的活力，他們總是尋找一些勵志的話來激勵自己，企圖戰勝憂鬱；為了消滅它，他們義無反顧，勇往直前。此時患者已經變成了井底之蛙，看不到客觀的一面。他們沒有辦法讓自己跳出來，也不會原諒自己的憂鬱，抱著同歸於盡的決心死纏爛打，死撞南牆不回頭。

他們堅定地認為：既然走上了不歸路，絕不走回頭的路，好馬不吃回頭草！再難，也只有勇敢堅強地走下去才能成功！這就是憂鬱症患者的決心！

正因為不放過現在的病態憂鬱，才如同滾雪球般製造新的病態憂鬱。錯誤態度和病態憂鬱互為因果。人一旦被憂鬱捉住了，就再也掙脫不了它的魔掌。因為他們一心降妖除魔，卻不知自己墜入「魔道」。

孔子曰：「過則勿憚改。」任何時候犯錯，任何時候改過，都不會為時已晚。「浪子回頭金不換」，說的就是這個道理。

患者的認知為何會發展到這一步，下面進一步做出分析。

第四節　思維僵化

思維是一個人平時思考事情的出發點和觀察事物的角度。有的人固執己見，思維僵化，形似井底之蛙，心卻夜郎自大，形成「井底思維」；有的人跳出局外，換位思考，形成逆向思維。

憂鬱症患者都有一個共同點：總是站在自己的角度去觀察問題，從來不從自己的思想上找原因，而是把問題歸因於別人或者客觀物質。他們的思維基本都是這樣的：假如我沒有遭遇這麼大的變故，就不會憂鬱了；假如我沒有生病，我的狀況就不會這麼差；假如不是因為軀體化，我就不會這麼憂鬱；假如不是別人害我，我就不會這麼糟糕；假如我沒有破產，我也不會這麼頹廢和消沉……

所以他們總是要求別人、要求社會和環境做出改變：「只有別人改變後，我自己才能改變！否則我的憂鬱永遠好不了。」他們從來不會想，只有我自己改變了，別人才能跟著改變；只有改變我自己，我才能改變周圍，改變這個世界。

把命運寄託在別人身上，顯然不是積極的態度。這也是憂鬱症患者最大的問題，這種故步自封，自我為中心的思維只能讓患者變成坐井觀天的人。

如何對待憂鬱，相當程度上受患者思考方式的支配。他們起初也是出於愛美之心或自我保護的意識（旨在讓自己變得陽光起來），企圖消滅憂鬱情緒和由此引起的一些生理問題，但出乎意料地導致了事與願違的結果——憂鬱情緒軀體化問題越鬥越多。

患者開始只是想一勞永逸，快速結束憂鬱的惡夢，因而與憂鬱進行蠻幹，導致憂鬱越來越重，軀體化越來越明顯。其錯，在於不講策略，不按憂鬱的客觀規律行事。隨著抗鬱「經驗」（與其說經驗，不如說是教訓）的豐富，多數人慢慢地感覺到憂鬱的可怕和強大，中途退下了「戰場」。但在這些人裡面，有一部分變成了日後的隱性患者（微笑憂鬱者），也有一部分人乾脆向憂鬱「繳械投降」，反倒走上了康復之路。

仍有不少人，儘管遭遇了無數次抗鬱後的慘敗，但他們從不觀察別人，更不知反省自己，總怪自己的意志不夠堅強，毅力不夠堅韌，怪自己關鍵時候下手不夠狠。他們認定「世上無難事，只怕有心人」，為了不留遺憾，哪怕勝算為零，也要賭上一把，也要往前衝。「明知山有虎，偏向虎山行」似乎成了他們的座右銘。

這些人雖然勇往直前，策略上藐視了憂鬱，卻在戰術上過於輕敵，實乃莽夫。他們就像誤闖屋裡的麻雀，看到光亮的窗口就以為是逃生出口，不假思索地猛衝過去，結果被撞得頭破血流。雖然蠻幹也是「長痛不如短痛」的逆向思考方式，本來具有積極的一面，但因為違反客觀規律，僅憑個人主觀意念與所謂的「敵人」進行蠻幹，必然會受到客觀規律的懲罰。

聰明人行事像蝙蝠飛行一樣：遇到障礙，迂迴拐彎，絕不莽撞。這是一種戰術上的迂迴，是一種尊重對手的做法。其實，與憂鬱蠻幹的人也並非真正意義上的勇敢無畏。相反，這些人更害怕憂鬱，更容不下自己有一點憂鬱，更想排斥憂鬱，因此才迫不及待地要消滅它。因為害怕憂鬱，才會竭盡全力地壓制它，結果反而導致更為嚴重的憂鬱問題，這是他們一直害怕的結果。

一直在逃避現實的憂鬱症患者，其思維又是怎樣的呢？他們退避在家，雖然逃過了現實，卻留下了不安和自責。顯然這是一種逃過了短痛卻留下了長痛的思考方式。

第五節　因果不明

雖然正常人也會憂鬱，有時也會覺得活得沒意思，甚至感到生不如死，但他們不會因這種憂鬱而耿耿於懷。因為他們認為自己有憂鬱是合情合理的，誰叫自己「這麼倒楣」，誰叫自己活著「空虛無聊」，誰叫自己有錯在先……總之，正常人不會對自己的現狀抗拒，而是接受。他們認為一切都是「最合理的安排」，種因得果，合情合理。然而，憂鬱症患者則不同，他們都是因憂鬱而憂鬱，他們想不通自己為何會憂鬱。

「為什麼自己這麼陽光的人也憂鬱了？為何自己那麼努力，還是不能改變命運？為什麼自己拚命想衝出憂鬱，想積極陽光起來，反而越憂鬱，越頹廢呢？這不合自然規律啊！」

「按理應該越努力，結果會越好。可我每天都在用心用力，我的憂鬱卻有增無減，讓我實在無法接受，也百思不得其解。」於是對憂鬱產生了不可理解的困擾，埋下憂鬱的種子。

如果患者知道了憂鬱問題的前因後果，懂得了因果關係，就不會痛苦，就會欣然接受現在的結果。

第六節　不當評價

憂鬱症患者為什麼不能像正常人那樣對待憂鬱，非要窮追猛打呢？為什麼正常人不屑一顧的憂鬱，他們卻把它視為天下第一大事呢？

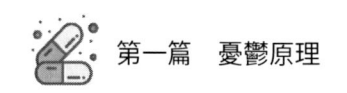

憂鬱症患者之所以害怕憂鬱，是因為對憂鬱所致的後果做了不當評價，或者誇大了憂鬱的危害，使其背上沉重的精神負擔。

評價越高，恐懼越大。如果把憂鬱看得越大，心理因素就會跟著增大；反之，如果把它看得越小，心理因素也會相應地減小。

患者的心裡總有一塊與憂鬱相吸的「磁鐵」，什麼倒楣事都要與憂鬱連繫起來：輟學怪它，考不上大學怪它，面試失敗怪它，任務沒完成怪它，沒有升職怪它，人際關係不好怪它，生意不好怪它，家庭關係不好怪它……總之一切不如意全部歸罪於憂鬱！如此虛構誇張的不當評價必然會促使心理因素進一步發展。

「人生的苦惱相當程度上是因為對事物的過高評價。」只有實事求是地評價自己的憂鬱，才能使自己的心理回歸平靜。

第七節　認知錯位

獲悉鄰居被盜，擔心自家也被盜，因而顯得格外謹慎。看到別人的孩子比自己的孩子學業成績好，心裡酸溜溜。

對這些反應，大部分人的表現只是短暫的，暫時性的。譬如一些人擔心被盜，於是安裝監視器、警報器，但不久之後就麻痺大意了，防盜裝置也閒置不用了。但對某些有過度內傾的人來說，精神上會出現強烈的不安，並由此導致錯誤的認知。

如果把人皆有之的緊張、嫉妒、厭恨、恐懼、焦慮和身體不適等心理或生理變化，以及普遍存在的社會現象誤認為病態或異常的現象（暫且稱之為症狀），之後高度注意並企圖排除之，症狀反而會更嚴重。反過來，症狀越重，想排除症狀的慾望就會越強烈。如此互動影響，形成惡性循環。

沒有一個憂鬱症患者會覺得自己的認知或對憂鬱問題的評價有錯。相反，還自以為對自己的問題瞭如指掌。然而，每個憂鬱症患者對憂鬱（包括與之關聯的一切，比如軀體化問題）的認知、評價、判斷幾乎都是錯誤的，而且病得越久，錯得越離譜。

患者的邏輯是「久病成良醫」。事實上，客觀問題，比如器質性疾病，患病越久，越有經驗，久而久之自己都變成了良醫。他們不知道憂鬱症是心理問題（事實上，憂鬱症的軀體化只是生理紊亂，而不是器質性病變），而主觀心理問題完全不同於客觀疾病。

任何心理疾病，病得越久，對自己的問題認知越糊塗，越愚痴，久而久之自己會變成坐井觀天的青蛙或睜眼瞎。心理問題都是因為認知出現偏差導致的。起初只是一點偏差，病得越久，偏差就會越大。這就是「失之毫釐，謬以千里」。

順向思考支配下的人總是站在自己的角度去看待對方，即「手電筒照人」——光照別人，不照自己，因而不會發現自己的認知或判斷有錯。憂鬱症患者的認知錯誤遠遠不只對待憂鬱的態度，而是錯在對自己思想的認知，或者說對自己錯誤的認知渾然不知。

正如一個患者寫道：「我試過無數方法，做出過許多努力。我聽過的安慰話比你們都要多，我看過的勵志故事比你們要多，我懂得的道理不會比別人少，但這些對我來說毫無意義。」

他們總是自以為是，從不檢討自己的主觀思想和認知是否有偏差。如此偏袒自己的主觀思想，必然導致自己的思想越來越偏狹。

很多人以為錯誤認知就是看問題或看到的東西是錯的，這是一種誤解。憂鬱症患者感知的事物肯定是客觀存在的。耳聞目睹，怎會有錯呢？既然認知的結果沒有錯，那麼錯在哪裡呢？錯在不肯改變看問題的高度和角度！井底蛙看到的只能是一小片天空，不能說他看到天空有朵烏雲是錯的，因為打死人家，他也不會承認自己看錯了。

不識廬山真面目，只緣身在此山中。任何人跌入「井底」都會變成一隻井底蛙，看到的也是同樣的結果。這個結果，不是你看錯了，而是你所在的位置決定的。

也許你會說：「那我就改變一個角度去看，不就行了？」當然不行。身在井底，不管你朝哪裡看，看到的只有井的四壁和頭頂上的一塊天空。只有有了高度，才有角度，只有登到屋頂，才能放眼四周，看到各種不同的風景。不難理解，憂鬱症患者那麼恨自己，恨憂鬱症，欲除之而後快，是因為他們確實感受到憂鬱症對其嚴重的傷害，這是毋庸置疑的。

在現實生活中，人們常常會感覺身邊的一些人看問題太偏激，他們總是振振有詞地說自己很清醒，很理智。在他們看來，一切問題都是別人的錯，都是客觀原因惹的禍，唯獨自己沒有錯，他們把生活和工作的不如意全部歸咎於客觀原因。

難道自己真的就沒有主觀上的問題嗎？難道有憂鬱的人都無法成功嗎？英國前首相邱吉爾（Winston Churchill）自稱有憂鬱（其實，邱吉爾是因為多年不能解決自己的口吃問題而導致憂鬱），他與這個被他稱為「黑狗」的朋友和平共處了很多年。

我們發現，憂鬱症患者對他人的心理問題往往看得很透澈，甚至入木三分，而在自己的憂鬱問題上卻看不到事實。為什麼同樣患憂鬱的人對別人的問題看得如此清晰，而對自己的心理問題卻視而不見？

因為患者長期以來把憂鬱當成天下最大的事情來對待，沒有任何事情可以和憂鬱相比。在這種「唯鬱最大」的思想指導下，模糊了視線，迷失了方向，看不清自己的缺點，自然也就形成固執己見的性格。

為什麼患者與正常人看問題有如此大的距離？為什麼認知偏差會越來越大？為何一丁點的憂鬱在其眼裡竟然變得如此恐怖？

研究發現，這一切都是受條件反射所控制，導致恐懼不斷強化和泛化，患者對憂鬱越來越敏感。下面我們來看看患者的認知是如何一步一步發生錯位的，我們用液晶螢幕上的灰塵舉例闡述。

如果你身邊有部筆記型電腦，順著光就可以看到許多灰塵黏附在螢幕上。看到心愛的筆電這麼髒，每個人的心裡都會或多或少感到難受，都想擦乾淨。擦淨後，大多數人無事一般就過去了。因為他們覺得有灰塵很正常，擦洗一下就行，就像洗臉一樣。

但少部分人卻對此大驚小怪，覺得很不正常！尤其是那些空虛無聊、沒事可做的人，這些所謂的不正常，更容易引起他們的注意，無事生事，自尋煩惱。特別是擦洗幾次後，還是有許多灰塵，會讓他們更加心煩。

他們總是回味糾結：「為何我的筆電總是這麼髒？如果灰塵鑽進了機器裡，把電腦主機板搞得短路了，起火怎麼辦？後果將不堪設想啊，幸虧及時發現，要不就慘了！千萬要注意啊！」於是就會更加關注筆電上的灰塵。

如此耿耿於懷，必然會在潛意識層埋下潔癖的種子，或者說建立潔癖的條件反射：灰塵→恐懼（或心煩）。以後只要涉及灰塵相關的東西都會引起他的注意和煩惱，就如對待仇敵一般欲除之而後快。

每天因灰塵而感到煩惱和焦慮，一定要消滅它，排除它，躲避它，卻總是根除不了它，擺脫不了它，因而對它念念不忘，耿耿於懷。每次消滅或者逃避了令其煩惱的事情後，都會沾沾自喜。如果排除不了或者逃避不了，則會憂心忡忡。但煩惱的事情總是接踵而來，舊的煩惱去了，新的煩惱又來了，讓人防不勝防。這本來就是生活，就是現實和人生。

可是他們對煩惱之事總是看得很重，總是因根除不了煩惱而耿耿於懷，認為是老天故意弄人。這種對煩惱的認知態度必然為今後埋下憂鬱的隱患，最終形成憂鬱症。

客觀上雖然灰塵越擦越少，但主觀上他們卻感覺灰塵反而越來越多，苦惱和焦慮也越來越大，心理陰影自然越積越重。就這樣，條件反射不斷獲得強化，條件刺激也不斷泛化，也就是說，對灰塵相關的刺激物越來越敏感。

患者起初也只是為了防微杜漸，常常擦洗，不料結果卻往相反的方向走：不僅擦亮了螢幕，更擦亮了其眼睛，硬是把自己訓練成了「火眼金睛」。這意味著，他們對灰塵越來越敏感，對衛生越來越挑剔。

同樣的道理，憂鬱症患者對事物往往具有敏銳的觸覺，並且觀察很細膩，但就是這樣的人，卻容易犯下低級的錯誤——燈下黑。憂鬱之所以成為古今中外的科學難題，就是因為人們自以為是，執著於順向思考或慣性思考看憂鬱。如果跳出思考的惡性循環，憂鬱問題就會迎刃而解。要想走出憂鬱，必須採用不同尋常、反邏輯的逆向思考。

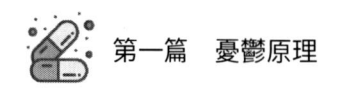

第十二章

認知失誤

第一節　憂鬱是一種惰性習慣嗎？

不少人認為憂鬱症是一種惰性習慣或矯情，往往把它當習慣來改。因此，旁人常提醒憂鬱症患者：「早起床，出去運動，見一下陽光，不要窩在家裡。」其實這些道理患者都懂，但就是做不到。因為憂鬱症發作時，全身會感到無力，雙腳像灌了鉛一樣，無法邁開。

事實上，憂鬱症患者常常在「我想做」和「我不能去做」之間爭鬥對抗，即在慾望與恐懼之間內耗。這是強迫思維在作祟。

任何習慣都不會讓人有痛苦厭煩的感覺，就像抽菸、喝酒、隨地吐痰、挖鼻孔等習慣，人們不僅沒有絲毫的痛苦，相反自得其樂，習以為常，他們沒有改變這種習慣的強烈願望。而憂鬱症患者在憂鬱發作的過程中非常痛苦，因此他們無時無刻不想改變這種現狀。世上沒有令人痛苦的習慣。

不妨冷靜地深思一下，你的憂鬱症之所以逐漸加重，不就是因為你拚命想改，但又覺得不可能改掉的這種矛盾心理和焦慮心情所引起的嗎？所以說，憂鬱症絕不是一種惰性的習慣。

然而，我們必須看到，憂鬱症患者看起來很勤奮，很自律，其實他們只是想一勞永逸，不想在同一件事情上消耗太久的時間，缺乏不厭其煩和鍥而不捨的精神。得了憂鬱症以後，會更加自律，會一次次把自己往死裡整，往死裡逼，逼到自己忍無可忍，最後奮起反擊，又崩潰了，又繼續逼……

第二節　自律的人更容易患憂鬱症？

現在患憂鬱症的人越來越多。有些孩子白天睡覺，晚上玩手機，而且無節制，一舉一動懶洋洋，身邊的人就會說他們無病呻吟，怕吃苦，不願努力，缺乏自律。其實，家長越是這樣認為，孩子越會與你「唱反調」。因為他們別無選擇，除了黑白顛倒，拿手機消遣，白天裝聾作啞或乾脆睡大覺，恐怕也只有自傷，甚至結束生命。

聽聽憂鬱症患者的聲音：「父母都說我懶惰，他們不知我是多努力的一個人！」、「我不光讀書很拚，在抗鬱過程中我也很拚，可為什麼我就是克服不了憂鬱呢？」

我想說的是，年輕人需要自律。如果不自律，就會玩物喪志。只要自律，該做不該做，自己就有原則性，這是自律的好處。

自律的壞處呢？大自然有個規律：客觀的東西越控制（自律）越好，比如行為習慣。主觀的東西越控制（自律）越糟糕，比如失眠「習慣」（我們也稱之為反習慣），你越是發奮努力，下定決心睡覺，你越睡不了覺。

然而，在處理客觀事件中，一旦過度就會適得其反。比如家裡環境，就屬於客觀性問題。按理說，越打掃應該越乾淨，所以很多愛乾淨的家庭主婦，每天都樂此不疲地打掃環境，把家裡弄得乾乾淨淨，讓人賞心悅目，每天都有好心情。但有一種人，非常愛乾淨，雖然也是天天打掃環境，只要看到哪個地方弄髒了一點點，就迫不及待地要把它弄乾淨。結果收穫的不是快樂，而是痛苦。

他一天到晚抱怨家裡拚命打掃後還是不乾淨，其實已經非常乾淨了，但他還是覺得家裡很髒。這是什麼原因？其實就是心理問題，他已經變成了強迫性的潔癖症患者。

大多數人帶著平常心去做事，極少數人則帶著苛刻（用放大鏡，雞蛋裡挑骨頭的態度）去做事，結果迥然相異。

通俗點說，不管做什麼事，比如打掃家裡環境，如果你「沉迷」其中，執著於此，就會在清掃過程中，感到難過。也就是說，清掃一旦過度，上升到心理層面，就變味了，原本屬於客觀的問題就會變成主觀問題。

凡事都有個原則，有個限度，一旦超越了「限度」的原則，性質就變了——事與願違，適得其反。

俗話說：水至清則無魚，人至察則無徒。如果自律用錯了方向，或者過於自律，對自己太嚴格了，或者對朋友太苛刻了，都會適得其反。自律或講原則要看什麼事，而且還要掌握一個限度。

其實憂鬱症患者都是一些自律性很強的人，可為什麼自律容易變成憂鬱症呢？而且往往會走向問題的反面——放任自由呢？

我們看到不少自律的人，最後蛻變為無原則地放縱自己。比如從前很愛乾淨的人突然一下變得邋裡邋遢，以前很拚命的人突然變得一蹶不振，以前從不玩手機的人突然變成手機迷。

物極必反。自律性強的人自我攻擊或自我壓制比常人更狠、更拚、更殘忍。忍得越久，復仇的衝動或慾望更強烈。

大河東去，天經地義，沒什麼大不了的事。為了不讓大河氾濫成災，如果從正面把它堵得滴水不漏，久而久之，必然導致大河崩潰，而且一瀉千里，更加肆無忌憚地往下流，更加氾濫成災。如果當初什麼都不管，大河最多只能是天災，現在卻因為人為地堵截，導致人為災難。

本來年輕人玩玩手機遊戲很正常，沒有什麼大不了的（如大河東去，浩浩蕩蕩），如果採取不當教育和管理（如從正面堵截大河），斷然阻止孩子玩手機（當然也有一部分很自律的孩子，自覺抵制玩手機），久而久之，勢必導致孩子想玩手機的慾望空前高漲，勢不可當，最後不得不決堤了，崩潰了，一瀉千里，氾濫成災，不可收拾了。

本來這個時候，玩手機可以成為一種降低焦慮的模式（因為他們白天不肯面對現實，白天只有睡覺，而晚上玩手機，或者胡思亂想），但是卻被家長一次次斷然否決，讓孩子處於更加焦慮之中⋯⋯

孩子無節制地玩手機背後的原因就是過於自律。如果不自律，隨心由性，問題還不會那麼糟糕。就是因為父母或學校人為地介入，才導致問題走向反面。

更可怕的是，崩潰後沒多久，他又會重拾信心，又會繼續堵截，從不反省自己的方向錯了，不知道大河東去乃天道。不知道人要糊塗一點，不能太講究了。因為孩子不知道自然規律，總是認為憑自己的主觀意志完全可以戰勝一切阻力，因此他會不懈地努力，拚命控制，拚命去堵，結果必然是更大的災難。

很多事情不是靠努力控制或自律才能成功的，要因人而異，因地制宜。

當人的主觀意志（或自律）和自然規律發生衝突時，不是去改變自然規律，而是要改變自己的主觀願望。

過度的自律就是堵自然規律。當堵的結果一次一次崩潰後，一次一次總結失敗的教訓，認為還是自己的力量不夠，還是自己的方法不夠先進，還是對自己下手不夠狠，所以他更拚、更狠、更有勁地強逼著自己去堵，最後慘不忍睹，患上憂鬱症也就不足為怪。

第三節　憂鬱症是器質性原因嗎？

不少患者，包括許多專業研究者，認為憂鬱症屬於生理性疾病。原因主要是憂鬱症患者大多有各式各樣的軀體化，而軀體化顯然屬於生理問題，所以他們有足夠理由相信治療憂鬱症，就是要消除體化症。

憂鬱症發作時大都有胸悶氣短，呼吸急促，甚至窒息的體驗，有人因此認為，這肯定是呼吸系統出了問題。患者在憂鬱前也常常會覺得心臟跳動過快，心悸心慌，很多人就認為是心臟出了問題，才導致憂鬱症。有些患者因為憂鬱時飲食沒有胃口，會感到頭痛和胃痛，於是認為頭部和腸胃有問題。

我們知道，恐懼會導致神經系統，尤其是自律神經系統功能發生紊亂，其症狀表現為心跳加快、呼吸急促、胸悶心慌、頭暈等。其實這些生理反應只是組織器官的功能性紊亂，不是器質性病變。一旦脫離了恐懼的對象和環境，這些組織器官的功能都能很快恢復正常。

事實上，如果不是面對某些特定的場景，憂鬱症患者的心理或生理狀態都很正常。譬如課堂上老師要提問，當老師的目光落在憂鬱症患者身上，他就會感到緊張不安、四肢發抖、呼吸急促、心跳加快，甚至眼睛發直等，當老師的目光移到別處，這些生理反應立即消失。

由此可見，這些器官一點問題都沒有，只不過受心理支配而發生暫時的紊亂罷了。有些患者不相信，就去醫院做全面檢查，結果發現，自己的身體無恙。

如果真的是生理原因，為何許多憂鬱症能不治自癒？如果真是什麼生理缺陷，患者的身體狀態就不會因環境的改變而改變。更重要的是，到目前為止，醫學也找不出憂鬱症屬於器質性疾病的證據。

任何心理變化都會帶來生理變化。如女孩見到帥氣的年輕人會臉紅，心跳加快。究竟心理導致生理，還是生理導致心理？事情總得有個源頭和末尾，不能本末倒置。

其實，憂鬱症所謂的生理異常，只不過是心理異常的伴隨現象而已，或者因為恐懼等心理因素導致神經系統發生功能性紊亂。

巴夫洛夫是個偉大的科學家，同時開創了行為心理學派。在巴夫洛夫的小狗進食實驗中，小狗聞到肉流口水，是生理反應；小狗聽到鈴聲流口水，也是生理反應。前者是動物先天具有的生理反應，後者是透過後天學習建立的生理反應。既然是學習獲得的生理反應，能透過藥物治好嗎？

見到異性臉紅、心跳加快，是人的本能。小孩聽到鬼故事，嚇得臉色發白，全身發抖等生理反應是後天學習來的，也就是功能性的。

這個生理異常能透過藥物治好嗎？啞巴說不出話，是器質性的；結巴說不出話，是功能性的。

眾所周知，器質性問題屬於醫學範疇，功能性問題屬於非醫學範疇。

既然軀體化不是先天性或器質性病變，就像小狗聽到鈴聲流口水，這種生理反應能透過藥物治好嗎？當然，醫生可以透過藥物控制小狗不流口水，比如做手術或藥物迷惑小狗的神經，讓小狗的眼睛看不見，感覺神經產生遲鈍。

軀體化是透過條件反射建立起來的，自然應該透過建立新的條件反射來消退，藥物在此過程中只發揮輔助作用。但是有人卻把憂鬱症標榜為生理性疾病，尤其某些精神病科的醫生更篤定。於是藥物抗鬱變得更加合情合理，憂鬱症患者一輩子只能用藥。

第四節　對憂鬱的恐懼由什麼決定？

按照物質決定意識的原理，沒有憂鬱就不存在對憂鬱的恐懼。因此不少人就認為：對憂鬱的恐懼是由憂鬱症狀決定的。

秋水理論認為憂鬱症狀雖然是構成憂鬱恐懼心理的基礎，但恐懼心理往往是由認知態度決定的。

以上兩個觀點實際上代表了憂鬱症的治療方向，也是學術界爭論不休的焦點。下面我們根據張景暉老師的理論進行闡述。

憂鬱症患者都有怕憂鬱、對某些特定場景感到害怕的心理。我們知道，人的各部器官都受心理因素的制約和支配，因而對憂鬱的恐懼心理就會導致各部器官出現與之相配的生理應急反應。這種生理反應通常會以某種軀體化表現出來。

憂鬱症患者不僅有恐懼心理，還伴有痛苦的心情，思想上消極悲觀，情緒上苦惱。每個患者都有「不要再憂鬱」的強烈願望，也有徹底治好憂鬱的迫切要求。

時刻提心吊膽，怕再發生憂鬱，每當接觸特定的場景時第一個跳出來的不是我要做什麼，而是我不能憂鬱，怎樣才能不憂鬱，費盡心機地耍弄各種小技巧，努力地去防止憂鬱，逃避害怕的場景。

本來做事不需要特別的留意和努力，可是憂鬱症患者一想起自己的憂鬱時，就會緊張不安起來，越是不自然地努力迴避憂鬱，結果越加深對憂鬱的敏感和執著。這種對憂鬱的恐懼、痛苦、焦慮的心情，對憂鬱的高度關注，愛面子、敏感、自卑、精神創傷（曾經因為憂鬱，讓自己難堪的經歷），對這種心理因素的對抗等，複雜交織的心理活動，就是促發憂鬱的心理因素。

患者對憂鬱的恐懼不是單純的恐懼，而是預期性恐懼，憂鬱的發作常常是由於病人確信自己不能不憂鬱的心理狀態，他們懷著極端不安的心情，等待著憂鬱的發作，而恰恰是這種心情引起了憂鬱的發作，這種恐懼心理在一定的條件下，容易以病理性條件反射的形式固定下來，並隨著「重要」時刻的臨近而加強。

不安的預料，加上「不要怕」的努力對抗，也就是強烈控制恐懼和焦慮的心理，更大的恐懼就會在這種對抗中翻騰起來。

正常人雖然也常會憂鬱，但他們卻沒有這種怕的心理因素，這就是正常人和憂鬱症患者之間的主要不同之處。

為什麼憂鬱症患者會產生這種恐懼心理呢？我們知道，意識是客觀存

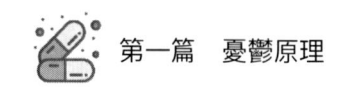

在於大腦裡的反應，客觀存在的事物總是要在大腦裡反映出來，試想人類若從來不發生憂鬱，辭典裡就不會有「憂鬱」這個詞，我們也不會知道什麼是憂鬱，怕憂鬱的恐懼心理就無從產生。但是，人們說話難免會有一些憂鬱，這個日常生活中出現的憂鬱，就是構成憂鬱的恐懼心理的基礎。

若出生以來從不憂鬱的人（當然不可能，這樣的人是不存在的），絕不可能產生怕憂鬱的恐懼心理，所以我們認為憂鬱的恐懼心理是憂鬱經驗的累積，即在不斷地出現憂鬱的過程中發生和發展起來的。

為什麼正常人有了憂鬱卻沒有產生恐懼心理，偏偏憂鬱症患者們有了憂鬱以後就產生恐懼心理呢？

內因——對憂鬱的錯誤認知才是它的真正原因。客觀存在於大腦的反應，絕不像照平面鏡那樣，而是「哈哈鏡」式的各式各樣。同一個事物作用於不同的人可以引起不同的態度和情緒反應，拿看足球比賽這件事來說吧，對誰而言這個足球比賽都是一樣的，而不同的人，對這個客觀事實就會產生不同的反應，有的一會興高采烈，拍手喝采，一會嘆聲惋惜；有的冷靜觀摩運動員的球技；有的不停看錶，盼望球賽趕快結束。聽交響樂也是這樣，有的陶醉於藝術享受之中，有的卻聽得枯燥無味。碰到不順心的事，有些人怨天尤人地煩惱起來，而有些人卻泰然地認為：「不如意事常八九。」有的人能任勞任怨，有的人受點委屈就會患得患失，大喊大叫起來。生病以後，人們對疾病的態度也不盡一樣，有的焦慮不安，憂慮重重，而有的人卻有「既來之，則安之」的心態。

憂鬱情緒雖然人皆有之，但由於對待憂鬱的態度不同，所以就會產生不同的心情和後果，正常人雖也不時地發生憂鬱，他們卻能以正確的態度對待它，對它表現非常淡漠，不放在心上，一過了之，不久也就忘掉了，沒有為此背上沉重的心理包袱，不產生恐懼心理，這種心理健康的人是不大容易患上憂鬱症的。

綜上所述，憂鬱的恐懼心理不是由憂鬱決定的，而是由對憂鬱的錯誤態度決定的。因而不難找到憂鬱症治療的正確方向：消除憂鬱的恐懼心理不能依賴憂鬱症狀的減少或消失，而只能依賴改變對憂鬱的錯誤態度，並帶著恐懼去面對現實生活。

第五節　憂鬱症患者究竟怕什麼？

大部分憂鬱症患者以為害怕憂鬱就是害怕丟臉，因而害怕別人異樣的眼光，害怕自己的前途受到影響……這種觀點看起來很有道理，其實是不對的。

假如一個人對發生憂鬱無所謂，對憂鬱的汙名化也感到無所謂，當然就無所謂恐懼。沒有恐懼心理還叫憂鬱症嗎？

在公家機關上班，擔心憂鬱影響自己的形象和前途，工作中自然就會害怕憂鬱。假如患者勇於捨棄這份工作，勇於放下面子，大大方方地允許憂鬱的發生，自然就解除了心理對抗。沒有了心理糾纏，心裡立即放鬆，憂鬱反而變少了。但有幾個人能做到呢？有幾個人勇於丟掉鐵飯碗？有幾個人敢在自己敬畏的人或者很在乎的人面前大大方方地表現和承認自己的憂鬱症？除非經歷了一場生死較量，才會大徹大悟。連死亡都不怕，還害怕在人面前憂鬱嗎？

怕憂鬱究竟是怕什麼？每個人面臨社交場面都會緊張害怕：一是場面緊張，二是擔心後果的發生，即怯場心理。憂鬱症同樣也有這種心理。只不過第二種「擔心後果」多了一份擔心：害怕發生憂鬱後會丟人現眼，影響形象和前程，這其實是人之常情，屬於正常心理。

在重大場合，正常人產生怯場心理後會怎麼辦？正常人也會本能地暗示自己不要怕，鼓勵自己勇敢一點，結果當然不能如願，害怕反而增加。這時候正常人就會知難而退，等待時機。如果繼續採取「不要怕」的對抗心理，必然帶來怕上加怕的更強烈的恐懼心理。

戰勝不了敵人，就會產生畏懼心理；征服不了恐懼感，就會對它產生深深的恐懼。所以怕的對象發生了轉變，由單純的怯場心理轉化為對「怯場心理」無法戰勝而感到恐懼，即害怕「恐懼意識」。

此時，患者由對外部恐懼轉變為對內心世界的恐懼。強大的恐懼，必然導致神經系統發生紊亂。遇到這種情況，正常人不會大驚小怪，不會反覆評價，更不會糾纏不休，即使難以做到不去評價，不去回頭想，也無礙。生活中能遇到幾回這樣重大的場面？即使一、兩次失敗的體驗，也不大可能產生創傷性心理陰影。只有少數人，他們總不甘心自己的偶爾失敗，耿耿於懷，對發生了的憂鬱情景前思後想，反覆評價，糾纏不休。

遇到社交場合想表達自己卻因為趨避衝突，不得不退避。努力的結果總是事與願違，讓其感到非常憤怒，他們絕不甘心失敗，一次又一次發起衝鋒，但無一例外地失敗。尤其是失敗後的評價和糾纏，使恐懼心理變得更加強大，恐懼的對象也從外部轉移到內部，最後他們只能在家窩著，別無選擇。客觀的世界看得見，甚至摸得著，而主觀世界捉摸不定，令人無所適從，因此，憂鬱症患者的恐懼感是歇斯底里、難以言狀的。

由於失敗的經歷太多，發生之後會懊惱、焦慮、自責、反覆評價、糾纏不休，最後折騰成了創傷性心理陰影，這就是形成憂鬱症的心理基礎。從此以後，只要在相似的場景下，就會觸景生情。喚醒失敗和痛苦憂鬱的記憶。

憂鬱症的心理主要是「怕」字當頭，顧慮重重。他們千怕萬怕，就怕出現「憂鬱」，怕別人恥笑，怕別人一旦知道自己是個憂鬱症患者後會瞧不起自己。因此談「鬱」色變，每遇到人，尤其是熟人，躲之唯恐不及。如此懼怕，拒絕人際交流，又怎能體會到人生的喜悅呢？

如此下去，沒有成功的經驗，只有失敗的記憶。不良記憶的累積越多，心理上的負擔就越重，憂鬱的症狀也就越重。性格的弱點也因此變得越頑固，越走不出個人的小天地，如此形成惡性循環。要終止這一惡性循環，克服心理障礙，還必須投身到社交實踐中去，有意識地培養對各種社會環境的適應能力。

前面我們知道，由於憂鬱的恐懼程度和憂鬱症狀輕重往往不成正比，因而降低恐懼的正確途徑不是消滅症狀，而是正確認識憂鬱，轉變對憂鬱的態度。

恐懼是在學習中獲得的。患者之所以害怕憂鬱，是因為在生活中親身體驗到憂鬱的可怕性，是其失敗經驗的累積。事實上，憂鬱對患者帶來的傷痛是龐大的，尤其與憂鬱屢戰屢敗的慘痛記憶歷歷在目。客觀上儘管如此，但必須理解，憂鬱症患者對憂鬱的恐懼，相當程度上源於對憂鬱的不當認知。換句話說，對憂鬱的恐懼，往往不是實際上的傷害，而取決於態度。

恐懼也在對抗中加劇。當怕發生憂鬱的情感和不要怕憂鬱的理性暗示相遇時，就會在大腦中發生對抗衝突，結果不是減緩了憂鬱，而是加重了憂鬱。如果患者當初能帶著怕憂鬱的單純心理去面對生活，即不與之對抗，就不會成為現在的憂鬱症患者。不幸的是，出現怕憂鬱的心理之後，患者總是自作聰明地進行一番煎熬和掙扎，認為只要透過努力，完全可以消除恐懼和緊張，擺脫困境。卻不知，正是因為自己的努力，才導致心裡越發緊張；正是因為行為和心理上的努力對抗和掙扎，導致了正常的恐懼心理惡化成「怕上加怕」的複雜性恐懼和複雜性心理。

事實上，憂鬱症患者的恐懼的實質，是對憂鬱害怕的恐懼，不僅僅只是怕憂鬱這麼簡單。單純地怕憂鬱，只是過去的經驗和記憶，對怕的怕才是最可怕的，因為它會不斷堵截憂鬱情緒，並由此掀起更大的恐懼和情感波瀾，讓人望而卻步，望洋興嘆。人體各部器官都受心理因素的支配，因而恐懼必然會引起相應的生理反應，尤其因對抗恐懼而導致的複雜性恐懼，更會引起激烈的體化症。

世界上沒有消除恐懼的辦法，只有面對恐懼，才會逐漸適應恐懼。等不害怕後，再去面對，是永遠克服不了恐懼之心的。只有到怕憂鬱的場合中去面對，才能真正淡化對憂鬱的恐懼。

第六節　「壞人」不會憂鬱？

不少網友說：得憂鬱症的都是好人，壞人是不會得的。身邊也常有人說：如果我變壞點，心裡就不會這麼痛苦。我甚至也認為：好人易患憂鬱症，那些損人利己的壞人反倒不易得憂鬱症。

壞人為何不太會患憂鬱症？因為壞人做了壞事，不會自責，不怕遭報應，心安理得。如此「坦然」的人，怎麼會得憂鬱症？「壞人」受了委屈，就會暴跳如雷，把憤怒的子彈射向別人。這樣的人心裡怎麼會受傷害？

為什麼好人容易患憂鬱症？因為好人受了委屈，不敢發怒，他們害怕引起不良社會後果，總是把傷心留給自己，把不平壓在心裡。可他們也是人啊！那顆受傷的心，也會一次次向外發起攻擊，也想把憤怒的子彈射向別人，可一次次又被自己的理性攔截，扼殺於搖籃之中。

這些被攔截的憤怒情緒怎麼辦？會乖乖地聽話，自己消散嗎？表面上他們服服帖帖，暗地裡波濤洶湧。就如大壩的水，看起來風平浪靜，卻隱含著強大勢能，時刻都想衝破大壩。好人用理性攔截了負能量，可想而知其承受的衝擊力有多大！

遠古時代，堯手下的大臣鯀被派去治理洪水，鯀以為，兵來將擋，水來土掩，想用土來擋住洪水。於是他用土築壩的方法擋住滔滔黃河，沒想到的是，好不容易築起來的堤壩被滾滾而下的大水沖毀了，下游的百姓被洪水淹得更慘了，鯀治水以失敗告終。鯀的錯誤就在於企圖用人力堵死天力。

黃河之水天上來，人力怎麼能堵得過天力？土壩怎麼能抵擋住由高到低流動的黃河呢？真是螳臂當車，不自量力。

感情似水。如果人的理性總是聚焦於潛意識，比如憂鬱症者總是想：我這樣做會帶來什麼後果？我該怎麼辦？我怎麼未雨綢繆，防患於未然？萬一發生了我擔心的事，又該怎麼辦？我怎麼才能把損失降到最小的程度？我怎麼才能不想這些？我怎麼才能不傷心，不難過？如此耿耿於懷，怎麼能不患憂鬱症呢？如此用人力去堵截天力怎麼能得逞？理性之力怎麼能堵住來自潛意識的巨大負面能量呢？這是逆天而行！

當憤怒的能量達到一定閾值，理性就無能為力，情緒必然失控，甚至崩潰！這正是：不在沉默中爆發，就在沉默中滅亡。

有人說：我不是堵，我是想擺脫負面情緒。要知道，關注自己的負面能量，就是堵；與情感衝動對峙也是堵；各種所謂正向暗示或者自我打氣（不要怕，不要想）其實都是堵，都是心理對抗。

可能有人會問：既然如此，那我乾脆做個壞人吧，憂鬱症不就好了嗎？我們再談談什麼是好人，什麼是壞人。

通常我們說一個人是好人還是壞人，主要看一個人的善惡。比如賊匪，就是通常意義上的壞人，而那些遵紀守法的「善良」者就被認為是好人。患憂鬱症的往往就是後者。

要知道，此好人非彼好人。真正的好人常常會替別人著想，而不光替自己考慮。舉個例子，同樣停車，有的人停放在規定的車位，有的人則亂停亂放。我們就認為前者是守法的好人，後者是不守法的壞人。

其實，在守法的「好人」裡面，有的只為自己考慮：我這樣停車會不會被罰款？有的卻常常會為別人考慮：我這樣停車，會不會妨礙別人？顯然，設身處地為別人考慮的守法者，才是真正的好人。

那種處處只為自己考慮，而不顧他人利益的守法者，算不上真好人，而是自私自利者。但是自私自利是動物的本性，也談不上好或壞。那種外表看起來謙卑恭敬，遵紀守法，任勞任「怨」的人，往往被認為是「好人」。然而這種「好人」容易積「怨」成疾。因為他們患得患失，常常會因一點小事耿耿於懷，記恨在心。

患上憂鬱症的「好人」，要想走出來只有兩條路：

一是變成前面說的「壞人」或「惡人」，把心中的委屈和憤怒的子彈射向別人。但這條路似乎走不通。比如，你叫憂鬱症患者大膽地去發洩，去罵人，似乎很難。

二是做一個有愛心、處處為別人著想、為社會奉送正能量的真好人。這才是治鬱的最佳途徑，也是很容易學到的。

為什麼心中有愛，憂鬱症才能真正走向康復？得憂鬱症的人，往往都是一些心摳的人。說得好聽一點，是過度追求完美；說得難聽一點，其實就是心比針眼還小，容不下丁點雜質。

如果學會寬容，有愛心，就不會把眼前和未來不符合自己價值觀的小事看在眼裡，更不會耿耿於懷。也就是說，只要心中裝著愛，就不會把名利看得那麼重，就會明白得失有道，凡事皆有兩面性，才會臣服當下，順其自然，隨緣自在。

活著都不容易，除非原則問題，放過別人就是放過自己。擁有寬容和愛心，憂鬱症不好才怪呢！僅僅為了個人名利而獻愛，不是真愛，只有全心全意關愛他人才是真愛。真正的好人，永遠像春天一般溫暖，像大海一樣曠達。這樣的人怎麼會得憂鬱症呢？

第七節　女性憂鬱的人數要比男性多？

普遍認為，女性患憂鬱症的人數要比男性多。這個說法似乎有一定的道理。女人不像男人，喜歡交朋結友，喝酒娛樂。女人要持家，要生育和教育孩子，還要處理好與上一代的關係。尤其一些女人，還要面臨錯綜複雜的家族往來和人際關係等。

相對男性，女性心胸比較狹隘，求全慾望更強，更愛面子，性格過度內傾。而男性相對直接，不拘小節，心胸比較寬廣。這使女性比男性更容易憂鬱。

在情感方面，女人大多不喜歡隱藏。女人在家裡所受的氣會透過各種管道釋放出來。所謂三個女人一臺戲，就是最好的宣洩方式。可以看到，在公園運動者裡面，女人的人數往往占有絕對優勢。

除了純粹娛樂的一部分，大部分男人埋頭賺錢去了。有時出去和朋友一起喝酒或者出席飯局，也是男人工作的一部分，而不單單只是娛樂。起早摸黑，在外面打拚的男人的數量總是占絕對優勢。

男主外，女主內，是沿襲了幾千年的傳統。為了家，女人操心操肺，排除各種阻力，要面對婆家和家族難纏的人際關係，面對相夫教子中付出後的無奈，面對孕期和產後帶來的各種痛苦和焦慮。

因此，我們不得不承認，在典型憂鬱者中，女人占多數。但多數女人受了委屈，會以哭訴表達情緒，眼淚是女人征服世界的最好武器。

我們知道，男性面臨的生存壓力普遍要比女性更大，而且男人受了委屈，大多會強忍著，或者逢場作戲，微笑著死撐，因為眼淚代表懦弱，男人不相信眼淚，拒絕流淚。

不難理解，在職場或者在外打拚，男性患憂鬱症的人數遠遠多於女性，而且男人得的大多都是隱性憂鬱。因此，男人得微笑（或隱性）憂鬱症的人數遠遠高於女人。

我們也能看到，男性患憂鬱症多為事業型憂鬱，女性則多發於家庭型憂鬱。如果做個統計，男女憂鬱的人數基本持平。

第八節　憂鬱症是大腦生理紊亂所致？

網路上有個自稱某精神科的醫生發表了一篇題名為〈憂鬱症與強迫症的區別〉的所謂科普文章。文章稱：「憂鬱症是大腦血清素和正腎上腺素等神經傳導物質系統功能失調所致的心理障礙……」看到這樣的結論，後面就無須再看，因為這是教科書裡千篇一律的話。

迄今為止，科學界之所以一直不敢對憂鬱症的原因和形成機理下定論，是因為目前尚未有明確的醫學證據。雖然作者說的大腦生理結構發生紊亂 —— 神經傳導物質系統功能失調在相當程度上確實會導致憂鬱，並且腦神經系統出現功能紊亂也確實是憂鬱症的生理反應，但這不代表它就是憂鬱症致病的根本原因。

自然界很多客觀物質的產生或形成，並非一種原因，而是多因影響產生的結果。就拿憂鬱症來說，即使憂鬱症患者透過醫學儀器檢查出其大腦血清素和正腎上腺素出現紊亂，那又如何？這能說明根本問題嗎？憂鬱症為何會出現這樣的生理紊亂？源頭問題為什麼不去求解，而去捨本求末？

任何事情都是事出有因，我們不能光憑表面現象就妄下結論，而應以科學求是的態度去不斷探索，才有可能求得真正的病因。我透過多年的實踐和研究認為，憂鬱症的大腦功能出現的生理紊亂，僅僅只是憂鬱症的一個生理症狀或結果，而這個結果反過來又導致下一個心理結果。考生在考前出現恐懼、緊張心理，如心跳加快，四肢顫抖，呼吸紊亂，大腦一片空白，尿頻等，也會導致害怕心理 —— 擔心影響考試發揮，但我們不能說「大腦一片空白」、「心跳加快」、「呼吸紊亂」、「四肢顫抖」、「尿頻」等生理紊亂就是導致考試恐懼的原因吧？

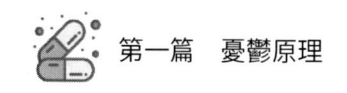

按我的觀點，要消除考試怯場心理，只須消除「大腦一片空白」、「心跳加快」、「呼吸紊亂」、「四肢顫抖」、「尿頻」等生理現象，這和詹姆斯（William James）的觀點「悲傷乃由哭泣而起，憤怒乃由打鬥而致，恐懼乃由戰慄而來，高興乃由發笑而生」一脈相承。

「憂鬱症是大腦血清素和正腎上腺素等神經傳導物質系統功能失調所致的心理障礙」，恰恰顛倒了憂鬱症的因果關係。

秋水理論認為，憂鬱症是由嚴重的心理問題導致的一系列生理功能發生紊亂（如表現在大腦血清素和正腎上腺素等神經傳導物質系統功能失調），反過來，生理紊亂也會為患者帶來龐大的心身壓力，但心理問題在先，生理紊亂在後，心理引起生理，生理反作用於心理。

事實上，憂鬱症患者的生理化問題，也只是在憂鬱症發作期間才能呈現。雖然憂鬱症發作時的生理紊亂會妨礙軀體的正常運動，致使某些動作變得無法控制而導致某些激動行為，但我們必須要明白，生理紊亂（或軀體化）往往不是憂鬱症的始發原因，而是憂鬱症的結果或症狀，是憂鬱症發作過程中伴隨的正常生理現象，它們都是受到某種誘因作用下的憂鬱反射的結果。

第九節　憂鬱和憂鬱症的關係

現實中，憂鬱和憂鬱症兩個概念很容易混淆，也很難分辨，兩者都是因為心情不好，都很痛苦。前者是由單純的客觀事件造成，後者由害怕發生憂鬱和強迫思維導致。

因為害怕大河會給下游帶來災難，所以人們才迫不得已從正面堵截大河，結果反而導致大河氾濫成災；因害怕自己會滑入深淵，而導致步步滑向深淵；因害怕胃口不好，造成腸胃毛病，反過來，腸胃毛病也會導致胃口不好。

憂鬱症也是如此。因為害怕自己患憂鬱而導致憂鬱，因為害怕自己會因憂鬱自殺而導致自己走向自殺。

其實，憂鬱情緒也很痛苦，甚至也會自殺。憂鬱的背後都有故事，比如生意虧本，企業負債累累而破產，工作不順利，人際關係緊張，子女不聽話不爭氣，自己長期生病，兄弟關係不和，父母贍養問題……這些都有可能導致憂鬱和痛苦。

憂鬱症的背後也有原因，比如不想在別人面前消沉，不想自己一蹶不起，不想這麼窩囊地活著……所以他們一次次吹起衝鋒的號角，一次次想振奮精神，重整旗鼓，但四肢似乎被膠水黏住，無法動彈，全身變得無力。這就是像沼澤、像蜘蛛網一樣的憂鬱症。只要你用力，就會作繭自縛，被其牢牢纏住，死死捉住。憂鬱揮之不去！

就如口吃與口吃病不一樣。有的口吃者，雖然句句話都會結巴，常常被人嘲笑，但人家就是不痛苦，一點也不生氣，對口吃也置之不理。而有的口吃者就完全不同，一旦被人取笑就會痛苦不堪，他們總是千方百計想戰勝口吃，但無論多麼努力就是戰勝不了，從而感到萬分痛苦。前面的口吃者是習以為常的習慣性口吃者，後面的是伴有心理問題的口吃病患者。

有的憂鬱者雖然長期憂鬱著，但不會折磨自己；有的憂鬱者則一天到晚都在自己跟自己打架，最後硬是把自己給幹掉了。

憂鬱本身就是讓人感到痛苦的一種情緒，但因為想早日結束這種痛苦的情緒，一心想戰勝它，卻又戰勝不了，導致雪上加霜，在痛苦的基礎上更加痛苦。

不少憂鬱的孩子割碗自傷，就是想緩解憂鬱帶來的精神痛苦。也有很多憂鬱的人，雖然活得也痛苦，但卻不會割腕自傷。

為什麼有的憂鬱者會走極端？因為陷入憂鬱症的循環裡看不到希望，解脫不出來。比如生意破產了，不僅會痛苦，更多是無力、無助和無奈。一旦又陷入其中，就會感到生不如死。一開始的痛苦是現實替你造成的，就好比手腕被人砍了一刀。後面的是自己造成的，好比自己用刀朝自己的心臟捅下去一般痛苦。前面的屬於憂鬱情緒，後面的就是憂鬱症。憂鬱症其實是強迫思維造成的。

有人說，治療憂鬱症一定要理解、同理。這是不對的，也是沒用的。對憂鬱症患者來說，再多的語言勸導也沒用。人家在掙扎時，你使不上勁，幫不上忙，還說風涼話，結果會如何？因為你不理解他，所以勸導等於幫倒忙，甚至你的勸導會促使他閉上眼睛只有想死的感覺。

正確的勸導，是釜底抽薪；錯誤的勸導猶如火上澆油，煽風點火，加劇患者的痛苦，加速他走向死亡的邊緣。

第十節　憂鬱的客觀性和主觀性

致鬱原因，可以分為客觀因素和主觀因素兩種。

客觀因素（傷害）有短暫性和持續性兩種。比如財產被偷，親人離世，被主管責備等都具有短暫性，而慢性病（包括軀體化），家庭不和，產前或產後壓力等都具有持續性，由此引起的精神負擔同樣具有持續性的特點。

然而在現實中，許多具有短暫性的傷害，由於個人的主觀原因，最後發展成持續性的精神負擔。比如主管當眾責備了你，對你造成了傷害，打你臉了。本來主管的責備具有短暫性的特點，因為主管不會追到家裡去再罵你，更不會在你睡覺的時候繼續責備你。

主管只是責備了你一次，但你卻長久耿耿於懷，食不甘味，夜不能寐，並且氣得自己打自己，更何況主管沒有叫你不吃飯，不睡覺，主管沒有叫你打自己，顯然這些不是主管對你造成的，而是你自己的原因。

短暫性傷害造成的憂鬱比較容易介入，因為現實傷害（比如親人離世）已經過去了，剩下的只有記憶，只要我們介入到位，來訪者的主觀態度就容易改變。相比之下，持續性傷害造成的憂鬱介入起來就比較困難。因為客觀問題（比如慢性病）一直擺在那裡，我們不能叫來訪者無視眼前的實際問題。

致鬱原因也可以分類為社會因素、心理因素、生理因素三種。

需要理解的是，有的憂鬱只由一種原因引起，有的則由兩種或多種原因引起。

比如生意虧損，債務危機，受人欺壓，家庭不和，居住環境差（比如周圍的噪音問題），男友出軌，子女不爭氣，親人離世等導致的憂鬱，主要是因為社會因素。

比如同事說了你一句不中聽的話讓你鬱鬱不歡；陳同學因為上課總是控制不住地胡思亂想而感到憂鬱；老張一天到晚擔心自己的企業會倒閉而

導致憂鬱……這些主要都是心理因素致鬱。

慢性疾病導致憂鬱，主要是由生理因素引起。

有些憂鬱，只需要找到客觀原因即可消除。比如由頭暈導致的憂鬱，只要頭暈問題解決了，憂鬱也就好了；負債引起的憂鬱，只要債務危機解決了，憂鬱也就好了。

但有些憂鬱是不能透過解決客觀因素就可消除的。比如因家裡不潔而引起的憂鬱。家裡的環境無論你怎麼清掃，即使擦洗得再乾淨，你還是會感到憂鬱，而且隨著付出得不到相應回報，會更憂鬱。

為什麼越擦洗越不乾淨？因為髒（或不如意）東西越擦越多，眼睛越擦越亮。同樣，盯著別人的缺點看，越看越難過。無論別人怎麼改，只要你盯著，永遠不能讓你滿意。因為這個缺點改掉了，那個缺點又蹦出來，層出不窮。

鑽到錢眼裡的人，永遠不可能獲得真正的幸福。得了還要得，多了還想多，物質的獲得永遠滿足不了無休止的慾望。

凡事不能強求，適可而止，知難而退，客觀上不能排除，主觀上就應該接受。

我們知道：客觀因素＋主觀態度→憂鬱。憂鬱（包括軀體症狀）＋主觀態度→憂鬱症。儘管導致憂鬱情緒的原因有千千萬萬，但導致憂鬱症的原因就是對憂鬱的憂鬱。

遇到傷心事，有的人喜歡表達，有的人喜歡壓抑，藏起來。這與個人的性格、生活環境和思考方式有關。憂鬱了，有的人認為正常，所以接納，並帶著憂鬱投入生活。有的人認為不正常，努力排斥，帶著痛苦和假裝的微笑去面對生活，或乾脆逃避生活。

無論是憂鬱還是憂鬱症，在形成和發展的過程中都有個人主觀態度的影子，或者說，無論哪種致鬱因素都離不開個人的主觀態度。可以說，憂鬱症是由主觀因素造成的，即由對憂鬱情緒的主觀態度決定的。

對憂鬱有什麼看法，你覺得它正常還是不正常，你是否允許它，是否接納它，將決定你的憂鬱是否會轉為憂鬱症。如果總是排斥憂鬱情緒（包括軀體化反應），就會發展為憂鬱症或加重憂鬱症。反之，不管你的憂鬱持續多久，心裡有多痛苦，軀體化有多嚴重，社會功能損害到什麼程度，只要你允許或接納了憂鬱，就不會發展為憂鬱症。

第十一節　怎麼才能走進憂鬱者的內心？

很多人以為憂鬱症康復者可以做憂鬱症患者的榜樣，患者只須向這些成功者學習，只須康復者言傳身教，對憂鬱症患者都有極大幫助。這個觀點是錯誤的，有很強的誤導性。

事實上，很多自癒的憂鬱症患者，自己也搞不懂憂鬱症是怎麼回事，卻在網路上充當老師，以過來人自居。各種形形色色的「大師」在網路上浮出水面，說的都是自己的專業，但內容全都是禁不起推敲的虛假成分。

要走進憂鬱症患者的內心，使之冰凍的心怦然心動並甦醒過來，不是曾經患過憂鬱症的人，也不是學過專業技能的人，而需要同時具備以下幾個條件：

一是患過憂鬱症的人。就如上山問樵夫，下河問漁夫，只有患過病的人，才有感同身受的體驗，否則你聽不懂人家的語言。

二是從魔窟裡走出來的人。生活中有很多不治自癒的憂鬱症患者。雖然他們不再活在「人間地獄」，但很多是知其然，不知其所以然。或許他們能告訴你一些感性的經驗理解，但無法讓你獲得更深層次的理性認知，更不能解開你心中的許多疑惑。雖然有的人脫離了憂鬱的魔掌，卻無法告知你問題的真相，因為他們自己也不知道是怎麼走出來的。他們只會告訴你最後「一根稻草」，卻無法告訴你前面的累積和量變過程。

也有不少憂鬱症康復者，他們對憂鬱症也有專業知識和領悟，但如果對人生和社會缺乏洞察能力，很難達到某種高度。

三是具有學識背景。易家的陰陽、道家的無為、釋家的因果、中醫的平衡、孫武的兵法策略、儒家的格物中庸、王陽明的知行合一等，都需要有一定的了解，並且能熟練運用。

四是生活中的智者。他們有豐富的人生閱歷，對社會人生和自然現象有一定的洞察力，尤其具有本土文化和風俗人情的沉澱。

五是心理研究者。只有從憂鬱症迷宮走出多年融入生活後，再回頭對憂鬱進行系統研究和提煉，才能獲得更深的認識並且形成一套理論體系，這需要專業的理論知識和社會人生智慧。

六是人格高尚的人。能走入憂鬱症患者的內心，必須具有強大的生命能量和靈魂的召喚力和感染力。

只有同時具備以上六個條件的人，才會真正感悟憂鬱症不是單方面的情感障礙或生理問題，而是社會、心理和生理三個方面的綜合性心理問題。只有走進患者的內心才能手到擒來，但同時具備這些條件或能力的人，可謂鳳毛麟角。

第十二節　憂鬱症究竟是什麼病？

秋水理論認為，憂鬱症是對憂鬱的憎惡、恐懼和強迫的綜合體。

正常人也會因害怕現實壓力而憂鬱，但正常人不會害怕憂鬱，因為他們能夠客觀看待這個令人「討厭的傢伙」。他們知道人之所以會憂鬱，就是不想把委屈講出來，寧可藏在心裡，爛在心裡。他們覺得有憂鬱很正常。人總得有點度量，有點隱私和涵養，而不是什麼都藏不住。因而他們不會拚命打壓這個合理正常的結果，更不會對這個「討厭的傢伙」耿耿於懷。一句話：他們能接受現實，尊重因果關係。

只有極少數人不服從客觀規律，他們與正常人有著截然不同的對待憂鬱的態度。憂鬱會嚴重影響他們的生活、學業和工作，是前進道路上的絆腳石。他們認為，正常人不會憂鬱，正常人不會像他們那樣倒楣。

基於這樣的認知，他們就會厭惡憂鬱、排斥憂鬱，對憂鬱有關的一切都會耿耿於懷，於是原始的心理陰影就形成了。這意味著，以後只要遇到特定的場景，憂鬱的心理陰影必然會以條件反射的形式表現出來，就像種子遇到適宜的環境、溫度就會破土發芽。所以在某些場合，你就開始有了憂鬱的意識和恐懼感，甚至會「毫無理由」地突發軀體化。

你認為自己太虧，你不想有這樣的結果，非要把這個所謂不正常的結果打壓下去。可你發現，越打壓，恐懼心理越強烈，憂鬱和軀體化變得越嚴重。你因此更加耿耿於懷，新的心理陰影就形成了，它重疊在之前的陰影之上。

怕什麼，必然會注意什麼。因為臨場前害怕發生憂鬱，擔心發生不良

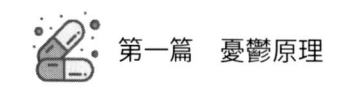

後果，你肯定不想看到這樣的後果發生，於是就會關注憂鬱的動態，關注自己身上每一個細微的變化。你的注意力已完全被憂鬱陰影這一強大的「磁場」吸引住了。

本來這都是正常心理，但你卻認為這是懦弱的表現，你不想受其控制，極力想掙脫「磁場」的向心力。於是自我打氣、自我暗示、自我鼓勵，可是你所做的一切都是徒勞。無論用多大的力去抗爭，都掙脫不了憂鬱陰影這個強大磁場，就如孫悟空頭上的緊箍咒，越想掙脫它，越是被其牢牢控制住。

你深深體驗到對憂鬱的萬般無奈。每當憂鬱預感來臨時，進也難，退也難，但絕不會坐以待斃，更不會眼睜睜地看著自己被憂鬱無情地傷害。於是你心裡總是充滿矛盾，又總是全神貫注地關注憂鬱、暗示自己、鼓勵自己，努力對抗、拚命掙扎。

無可奈何中，憂鬱症羞羞答答地露出了猙獰的面容。雖然你極不情願看到它，但它還是在你眼皮底下不可避免地發生了。此時的你已經身心俱疲，力不從心。因為已竭盡全力了，可你收穫到的卻與你付出的不成正比。這種「違反常理」的結局真讓人難以接受。

本來發生了的事情已成歷史，可你還是活在歷史的記憶中，每天追思著逝去的時光，幻想著沒有憂鬱的未來，憂鬱陰影也因此一次一次地重疊。用盡千方百計，都以慘敗告終。你開始變得壓抑、自卑、膽怯、焦慮、多疑。憂鬱讓你欲罷不能、欲哭無淚。為了脫離這個魔力，你可能會祈求上蒼給你神力。

第十三節　憂鬱之道非常道

許多鬱友這樣說：憂鬱的道理都懂，走出憂鬱只能靠自己，聽人講道理是治不好憂鬱的。

我想說的是，當一個人陷入沼澤地，能靠自己努力掙扎走出來嗎？治療憂鬱離得開正確的認知嗎？

《禮記．大學》有個成語：格物致知。意思是探究事物原理，從而從中獲得智慧，或從中感悟到某種心得。

明朝理學家王陽明就提出知行合一的觀點，即認識事物的道理與在現實中運用此道理是密不可分的。

知，是指理論或道理。但「知」有正知和謬知，即真理與謬論之分，兩者表面上非常相似，常人難辨真假。事實上，謬論總是寄生或混淆在真理周圍，迷惑人的視線，讓事實變得撲朔迷離。就像一捲毛線球的線頭和末端，它們靠得很近，看起來還不到幾公分，但實際距離卻相差很大。

謬論的危害不可小覷，它會利用高大的舞臺，披著科學的外衣，吸引人的眼球，迷惑人的視線，旨在瘋狂蔓延。它利用人們追求真理和善良的心理，偽裝在真理的旁邊。因此不難理解，真理的周圍往往圍滿了謬論。因為誰都喜歡追求真理，所以謬論就會捷足先登，以假亂真，騙取眾人的青睞。

謬論一旦得逞，閱聽人就會被騙，繼而人財兩空。即使以後與真理迎面相遇，也會擦肩而過；即使真理發出智慧的光芒，也會被你視而不見或嗤之以鼻。只有大智慧者才會「嗅到」真理的味道，始覺真理在眼前。

話說回來，如果那麼多人掌握了能夠讓人釋然的真理，憂鬱症就不會成為世界性難題。憂鬱的解脫之道非常系統性，不是三言兩語就能講清，當然也不是長篇大論，廢話連篇就可發人深省。其科學和實用性，以及傳授此「道」的老師的個人文化和修養，決定了閱聽人能否解脫的程度和比率。當年如果不是儒釋道文化，也許現在已近花甲之年的我也和廣大鬱友一樣，還在黑暗中掙扎，執迷不悟。

在抗鬱的征途中，患者大都認為自己懂得憂鬱的道理，但就是做不到——知易行難！我們知道，世上的病，包括身體和心理上的。身體上的病，可以用儀器檢查到，透過吃藥、打針等醫學和物理方法治好，而且久病成良醫。所以，身體上的病，醫生只要開藥給病人吃，病人自己無須懂得病理，就可以醫好病。可心理或精神上的病，正好相反，任何儀器都檢查不到有器質性病變。而且，心理或精神上的病，病的時間越久，患者的想法越偏執，錯得越離譜。因為一開始病人就已走入陷阱（人生之路本來就是布滿荊棘或陷阱），結果一步之錯，滿盤皆錯，失之毫釐，謬以千里。

可悲的是，患者自己卻渾然不知，總覺得自己走的是光明之路和希望大道。所以才勇往直前，屢戰屢敗，屢敗屢戰，死撞南牆不回頭。

任何一個人，只要鑽進了陷阱裡面，就如進了深山老林，再也看不到客觀真實的風景。這就是「入山不見山，出山觀山景」、「當局者迷，旁觀者清」的道理。

掉進憂鬱陷阱的人，如同井底之蛙，因為一孔之見，才會夜郎自大。

許多鬱友誤以為憂鬱之道就是自我鼓勵、自我打氣，但回到現實生活中，正常人根本不可能給你打氣的機會，現實環境光怪陸離，很快我們就被帶進去了，再怎麼自我鼓勵也根本控制不了。

其實，憂鬱症的根治之道，不是鼓勵和安慰，全部是反思和批判。

我們為什麼會對百年之後的死亡不再恐懼和糾結，因為我們明白了人終有一死的科學真理。但古人知道嗎？古人為什麼會尋仙訪道，追求長生不老？因為古人缺乏科學文化，才會愚昧執著於一己之念。

比如憂鬱，只要有一天你真正明白了它的道理，就會死心塌地，放下愚昧執念。放下後，人就輕鬆了。當你放過憂鬱後，憂鬱自然也會放過你，慢慢就會離開你，還你往日的自信。

第十四節　心理問題的根是在無意識中嗎？

在佛洛伊德提出潛意識結構學說以後，這個問題好像塵埃落定，基本上傾向於潛意識，也就是說，心理問題和心理障礙都出在無意識（潛意識）層。

事實真的是這樣的嗎？似乎所有的心理問題都指向潛意識，如人的恐懼、焦慮、憤怒、羞恥、內疚、悲歡、憂鬱等，這些都是情感層面，包括許多反常行為，如自我防禦，這些問題都出現在無意識層面，讓人們不得不相信問題一定出在無意識層。其實這些都是假象。

在《潛意識的力量》這本書裡，作者說得很清楚，所有無意識裡的問題，其實都是從意識層裡播下種子的結果（生根、發芽、開花和結果）。作者把意識比喻為農夫，他會播種，並且為種子創造必要的環境條件，如陽光、溫度、水分和肥料等。

所有的無意識層面出現的問題，如恐懼、焦慮、憤怒、羞恥、內疚、憂鬱、悲傷、痛苦等心理現象，其實都是心理問題的心理症狀。我們知道，心理問題的症狀包括三個方面：心理症狀、生理症狀和行為異常。種子埋在潛意識裡，只是暫時蟄伏，看似平靜，但只要遇到適宜的條件就會蠢蠢欲動，直到破土發芽。

人的恐懼、心理創傷、生活記憶、歲月沉澱、人生經驗、本能、思想觀念、道德良知、個性等等，都在無意識層面。比如恐懼的種子，平時蟄伏在無意識層，但只要遇到特定情景，它就會以三種方式呈現出來：心理層面（如恐懼心理）、生理層面（如肌肉緊張）和行為層面（下意識或有意識行為）。它們都是心理問題表現出來的三種形式或表象。

我認為，心理問題的根本並不在無意識上面，而是在意識層面。無意識層面的東西，雖然看不見、摸不到，但自己能感覺得到它的存在。比如上述的恐懼、焦慮、羞憤、創傷記憶、憂鬱痛苦，我們都能感覺得到它們的存在，有時它會重播出來，讓自己知道心裡有問題。思想和觀念問題，看不見、摸不到，自己還感覺不到，只有別人才能發現。也就是說，我們可以自我覺察到無意識層面的東西，卻不能自我覺察到意識層中的東西。

知錯才能改。無意識層內的「東西」可以釋放，可以改變，也可以提防，因為我們知道它的存在，知道它有問題。意識層裡的東西，我們不得而知，還自以為是，當然無從改造。

雖然身邊的人時不時會提醒我們，幫助我們照見自己的思想問題，說我們看問題有偏見，說我們這不行那不行，但我們自己卻看不見，也毫無感覺。

人都相信自己的眼睛和感覺，所以大多數人會固執己見，始終堅信自己的思想意識和思想觀念。這也是為什麼人的思想觀念難改變的原因所在。其實，後天形成的無意識問題（比如創傷記憶、壓抑已久的仇恨和憂鬱情緒）都有其幕後操手。因為客觀打擊，往往不能單方面對人造成傷害，即使造成了傷害，也只是暫時的，創傷是否癒合，與個人的認知態度有很大關係。

一陰一陽之謂道。看似淺露在外的意識層面主陽，無意識層面主陰，但陰中顯陽，陽中藏陰。比如潛伏的創傷記憶主陰，但它經常會在我們眼前像放電影一樣重播（主陽）。

明確的認知態度主陽，除非旁觀者指出，人根本感覺不到自己有問題，因此它又屬陰。這意味著，貌似藏而不露的，其實都是淺顯不可怕的；而表露在外、容易被人忽略的，其實才是真正可怕的敵人。

真正的敵人，靠偽裝手段大大方方地「混在」我們身邊，就在我們的意識層，而不是在無意識層。人的內心之所以傷痕累累，千瘡百孔，往往都是它搞的鬼。因此思想意識層才是心理問題的罪魁禍首。

潛意識坑了我們，表意識更騙了我們。敵人扔下煙幕彈，就是為了迷惑我們的視線，讓我們找不到它的蹤跡。

佛洛伊德（Sigmund Freud）精神分析學派，將心理問題的矛頭直接指向無意識層，這是一個方向性錯誤，我們必須糾正過來，否則心理學的方向就完全走反了。

我們絞盡腦汁，耗盡精力去探索神祕的潛意識，只是滿足了人類獵奇好勝的慾望。我們就像被敵人牽著鼻子在神祕的「山洞內」團團轉，被煙幕彈混淆了視線，我們一直都把那個神祕而龐大的潛意識或無意識當作我們真正的敵人。

我們錯了，真正的敵人沒有找到，只是在無意識層抓了幾個替死鬼，我們認為它們就是潛伏的敵人。我們錯了！大錯特錯！那些潛伏在無意識層中的敵人並不可怕，可怕的是誰在背後操縱它！

操縱它的人，比潛伏的特務藏得更深、更可怕。其實他離我們並不遠，就在我們身邊，在我們自己的「隊伍中」，在我們的意識層中。

佛洛伊德學派的心理學，100 多年來一直追蹤潛意識或無意識，傳統文化一直在挖掘人的思想意識。

思想問題看似簡單明瞭，但讓人難以捉摸。所以當年孔子見了老子回家後，三天沒有說話。孔子後來感嘆說：我見到老子，覺得他的思想境界就像遨遊在太虛中的龍，使我張嘴說不出話，舌頭伸出來也縮不回去，弄得我心神不定，不知道他到底是人還是神啊！

無意識貌似神祕，其實一探就明。當一個人喝醉以後，把內心見不得人的東西說出來，所以酒後吐真言。「你看，原來這個人的內心這麼骯髒，今天我終於看清了他的本來面目！」

哪個人的內心不骯髒？人為什麼要穿衣服？就是為了遮羞。

精神分析就把人的衣服撕開了，讓赤裸裸的肉身，把所謂真實的東西或隱私展現給別人。

然而，有一樣東西，在無意識狀態人們根本發現不了，那就是人的思想和意識。你能透過無意識，看出他的意識嗎？看到他此時此刻的意識狀態嗎？你看不到，你只能看到他以前的狀態，只能代表他的過去，而不能代表他的現在。

所謂朝聞道，夕可死。也就是說人的無意識，它是過去的沉睡的經驗或記憶。而人的意識狀態，是瞬息萬變的，即刻就可改變，它就是人的思維邏輯。

看一個人，不要看他心裡在想什麼，應該看他做了什麼。因此古人說：論人不論心，論心世上沒好人。千萬不要從無意識狀態去評判一個人的好壞，不然，它會把你帶向錯誤的方向，甚至墮入黑暗的深淵。

如果僅僅是為了好奇，就像進入一個溶洞，你只能好奇地玩一玩，但千萬記住，一定要及時出來，不能逗留太久，不然容易迷在裡面出不來。不要沉浸在無意識的世界，就跟遊戲一樣，進去了以後你就會身不由己，陷入其中不可自拔。一定要想到我們的根基是在外面的客觀實際，外面的世界更精彩。

必須理解的是，人的思想觀念的改變，只在朝夕之間，而無意識的傷口癒合需要很長時間。古人說：放下屠刀，立地成佛。來訪者的內心解放或心結一打開，外面溫暖的陽光就會進入冰凍的心房。一燈可除千年暗，創傷的自癒也就從此開始。

沙盤和精神分析，就像進入一個溶洞，讓人大開眼界，洞裡有洞，別有洞天，令人如痴如醉，感覺裡面很神祕，很科學。就像網路遊戲，一旦進入孩子的內心世界後，孩子也會感覺裡面太神奇了，和大人們痴迷精神分析一樣。

毋庸置疑，任何一門學科，能夠堅持那麼久，肯定有其可取之處。但我們應該清楚，精神分析為什麼會變成一個門派，甚至一門學科，有果必有其因。沙盤和細分呈現出色彩斑斕的果，除此之外，分析師能幫助來訪者解決這個果嗎？

透過沙盤，讓來訪者把自己說不清道不明，不敢講不願說的情感投射在沙盤上，讓沙盤分析師像看鏡子一樣看到來訪者的內心世界，似乎發現了新大陸。然而，這個「新大陸」能引領分析師去找到問題的原因嗎？僅僅從這個結果本身去探究，能解決來訪者的根本問題嗎？

所謂的實證科學，就是從解剖的角度，把內心世界展現給你看，讓你看得見，摸得著，這種客觀求實撲面而來。

東方文化不是這樣，講究種因得果。

孟子也曾經說過：命由我造，命由我改。「農夫」種下那麼多無意識的種子，這個種子在我們內心會生根，發芽，開花和結果，在這個過程中，它還會吸收需要的能量，以利於它的成長和繁衍後代。這個「種子」，我們能改嗎？當然可以，意識可以改變它，雖然改起來很難。因為種子已經在潛意識的沃土中生根了，盤根錯節了。

只要從現在開始，切斷它的外援，不要再種下惡因，不要在潛意識的土壤中再播種了。無意識裡面的東西就停止了惡化，停止了複製。就像一輛汽車，停止了加油，還能跑多遠嗎？從現在開始，我們的「農夫」停止了播種，不再讓它複製，不讓它繼續蔓延和惡化。如此這般，那些在無意識層裡面的「盤根錯節的根鬚」，慢慢就會枯萎，因為它已經失去了外援，就像孤島上的敵人，不攻自破。

它還會無數次地釋放負能量，因為它有根在裡面，它還會發芽，還未開花和結果。就像汽車，雖然你停止了加油，但它還會跑一段路，因為車裡還有剩下的油。所以說，只要從源頭切斷了潛意識的外援，從思想意識裡面斷了它的活路，斷了它的養分，它就活不了多久。就像火山一樣，一次一次向外噴發（症狀發作），最後變成平靜的死火山。

溶洞再奇妙、再神祕，也是過去遺留下來的一成不變的自然景觀或痕跡，洞外的世界才是美輪美奐、變化無窮的。

第十五節　憂鬱症真相：顛覆你的認知

有人說，憂鬱症的症狀那麼多，誘發原因千奇百怪，要對因治療實在不容易。

我並不這麼認為。我不會盯著憂鬱症的每一個症狀的誘發原因，而是找出其背後的心理或生理誘發機制 —— 人的生活態度和科學精神。

秋水理論認為：憂鬱是對生活的憂鬱，憂鬱症是對憂鬱的憂鬱。

或者說，憂鬱是由殘酷的生活環境和生活態度決定的，憂鬱症是在此基礎上，主要由科學精神決定的。

憂鬱＝壓力＋生活態度，憂鬱症＝憂鬱＋不當的科學精神。這裡所謂的科學精神，指的是管理情緒的方法。

如何對待憂鬱情緒或憂鬱的症狀？是堵還是疏？

堵截，是鯀（大禹的父親）採取的所謂科學方法；疏導，是大禹採取的道法自然的治水方法。歷史證明，前者越堵越糟糕，表面雖然有立竿見影之效，但後患無窮；後者，效果雖不明顯，卻從根本上解決了問題。

黃河理論（或秋水理論）認為，憂鬱的原因主要在於壓力管理，憂鬱症的原因在於情緒管理。只要掌握這兩條，沒有治不好的憂鬱症。沒有積極向上的生活態度和實事求是的科學精神，很難走出憂鬱症的惡性循環。

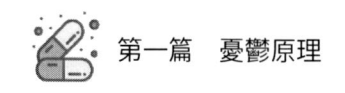

第十六節　認知如何調控？

人的認知包括有意識認知和無意識認知，前者為方向，後者為記憶。前者瞬息萬變，後者相對穩定。比如，聽人說前方塞車了，我就得改變方向。這就是有意識。我聽人說我的朋友是壞人，我不會輕易相信，我還會習慣性地與他接觸，這就是無意識。

意識層的認知可以立即改變，無意識的認知需要時間化解。秋水理論，就是讓來訪者懂得心理種子的規律和因果關係。懂得種子的使命是繁衍後代，從而理解發芽、開花、結果和播種、生根是種子的全過程。只有理解它，才能駕馭它。

懂得它的脾氣和規律，就不會對抗「發芽」，因為一對抗，就容易「開花」。即使開花後我也不對抗，否則，就容易結果。即使結果我也不對抗，否則又會播種。

什麼是對抗？就是針鋒相對。為何要對抗？因為不理解。為何不理解？就是不明白它的真實用意。

憂鬱種子就像一個在樓下罵街的潑婦，雖然我會很難受，並且我會關注一下她，但是我知道越關注潑婦，越是與之對罵，越是給她能量。

為此我就立即抽身去做別的事，比如出門運動。

如果你不出門，說明你在和她對峙。她看著你沒有離開，就會越罵越起勁，此時唯一正確的做法就是離開，把她晾在一邊，她就會自覺沒趣地離開。這就叫一個巴掌拍不響。

憂鬱發作的前中後三個重要階段，我們都要理解，都不能讓自己過於關注，不能蠻幹，不能耿耿於懷，唯一要做的就是轉移注意力，做自己該做的事情去，這才是正確的認知態度。

第十七節　怎麼才能不緊張？

憂鬱症患者來到陌生的地方，總是會感到莫名的恐懼和緊張。其實這是十分正常的。因為心裡缺乏正能量，因為自己身心很虛弱，自然就會「弱不禁風」，對客觀環境恐懼和敏感。如何消除這種敏感或恐懼心理呢？

戰場的指戰員不是生來就是不怕打仗的料，而是經過千錘百鍊，接受炮火洗禮後成長起來的。患者總是看到別人從容鎮定，不緊張，以為別人就是鐵打的身子，殊不知別人是見多識廣，久經沙場，多見不怪，才遇事不慌、沉著冷靜。患者誤認為只有不緊張的人，才是正常人。實際上沒有緊張感的人是不存在的，除非白痴或者精神病人。

以前你也和正常人一樣，沒有軀體化，由於偶然出現生理異常或軀體反應而引起了你的關注和介意，導致曾經發生軀體反應的感受和發生軀體反應的時間、地點、環境、對象等都變成了你的不良記憶。以後再出現這樣或相似的感受，再回到這些似曾相識的場景中，你就會出現緊張心理，生怕重蹈覆轍。本來這是人類自我保護的正常生理現象，而你不願意接受之，總是打壓之而又不能消滅之，反而引起更大的恐懼和緊張，從而不得不引起更為嚴重的軀體反應。這可不得了，你為此耿耿於懷，糾結不休，最終形成心理陰影（生根）。

在特定的場合下就會恐懼緊張（發芽），本來這是不良記憶在條件刺

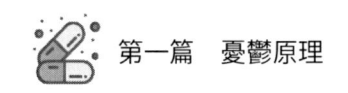

激的作用下的合理化結果，可是你卻否定、排斥、打壓它，致使你的神經系統和相關肌肉組織出現收縮性痙攣，從而導致局部器官或組織出現紊亂或疼痛等軀體反應（開花）。按理這是你對抗合理化結果理應受到的懲罰，但你又不接受之，極力排斥、打壓之，最後不得不發生惡性行為（結果）。

本來這還是合理化的結果，而你仍然不接受之，極力排斥、打壓之，沉浸在當時情景的回憶之中，不斷回味、騷動、演練、討論、總結發生過的那一幕，設想著可能會有損於自己形象和前途的可怕後果。為了降低焦慮，使可怕後果降低到最低程度，你又會像熱鍋上的螞蟻，千方百計地找人證明自己的憂鬱症是偶然的，掩蓋事實真相……

如此這般糾結、耿耿於懷，必然加深對憂鬱的記憶，加重心理陰影（重新播種）。心理創傷的加深，必然會讓你更加焦慮，更加害怕和逃避可能會發生憂鬱的社交場景。本來這又是合理化的結果，而你還是不接受之，極力排斥、打壓之，如此這般必然會製造新的不良結果……

憂鬱症患者不僅不能容忍任何環境下發生憂鬱，同時還要求在任何情況下都能保持平靜的心情。這是非常錯誤的觀念，也是非常有害的。

第十八節　如何理解書中的「理解」？

書中很多地方有「理解」這個詞彙，有些人恐怕容易產生誤解。本書裡的「理解」是憂鬱治癒的關鍵。

見到熟悉的人反而更害怕發生憂鬱，憂鬱預感更嚴重，我們要理解；沒有預兆時出現憂鬱和軀體化，也是心理問題所致，我們要理解；越努力排除憂鬱，憂鬱越嚴重，我們要理解；越盯著軀體化，越會軀體化，我們要理解；越有準備的出場，憂鬱越嚴重，反而沒有做任何準備的出場，無意識地面對，往往不憂鬱，我們要理解；在熟悉的環境中總憂鬱，而變換新環境往往不憂鬱，這點我們要理解；憂鬱總是時好時壞，常常是早上重晚上輕，春夏輕秋冬重，似乎呈週期性和季節性的變化，這個我們要理解；平時不憂鬱，到了關鍵時刻就會憂鬱，我們要理解。

憂鬱的症狀大多是條件反射和高度關注共同產生的結果，不同的環境和心境，不同天氣和季節下的表現都是不同的，這個我們要理解；當我們必須要面對的時候，一般不會憂鬱；當我們可面對也可不面對，憂鬱越厲害，這點我們要理解;任何時候發生憂鬱也是沒有辦法的事，我們要理解;被人嘲笑和歧視也是沒有辦法的事情，我們要理解；傷心難過，不斷自責，是沒有辦法的事，我們也要理解；憂鬱會影響工作、學習和生活，讓我們感到很大的壓力，一定要理解。

憂鬱發作中，高度注意自己，轉移不了注意力，這個也要理解；發生憂鬱，總是會想：別人嘲笑或歧視我們的眼神，無法轉移注意力，這也是沒有辦法的事，我們更要理解；憂鬱是記憶，越是糾纏它，越是評價和總結它，憂鬱越牢固，對憂鬱越敏感，我們更要理解。

接受和理解憂鬱後，憂鬱並不會立即理解我們，不會馬上停止對我們進攻，不會馬上就不憂鬱，這點也請務必理解；沒有康復之前，憂鬱情緒還會像火山一樣不停噴發，只有當它的能量全部噴發完畢，才會變成沉靜的死火山，這點要理解；必須理解：難過和理解是不同的。理解自己為什麼會變成現在這樣，理解憂鬱，是治療憂鬱的最高境界。

第十九節　森田怎麼治不好憂鬱？

森田說的順其自然，指出了事物發展的規律，對陷入心理困境中的人有一定的積極意義。但對某些人來說，比如強迫症和憂鬱症患者，效果就不大。

有心理困擾的人，往往都是一些智商較高的人群。他們不僅要知其然，更要知其所以然。明白順其自然容易，難在為什麼要順其自然。

遠古的黃河就像一隻桀驁不馴的猛獸，讓人們畏之如虎。由於黃河越治越糟糕，連當時的治水能臣——鯀，都望「河」興嘆，無能為力。鯀的兒子大禹，繼承了父親的遺志，決心要馴服黃河。

大禹以父為鏡，以史為鑑，把鯀治水失敗的歷史教訓作為反面教材，知道用堵截黃河的辦法不行，不能再犯同樣的錯誤。當時有人提議採用「放任自流」的辦法，但大禹沒有採納，因為他是一個不輕易相信別人而十分固執的人。

大禹沿著黃河徒步勘察，採訪河工，摸清水情，經過不懈的努力，大禹最後決定採用疏而不堵的方法治理黃河。該方法雖然看起來非常簡單，但面對波濤洶湧的黃河，叫人放下不管，需要一定的認知高度。

事實上，在惡劣的大自然面前，沒有人甘願坐以待斃，都想有一番作為。不難理解，為什麼患者一直在用力用心地抗鬱。

森田告訴人們要順其自然，放下對抗，但作為一個鬥紅了眼的憂鬱症患者，你叫他放下不理，談何容易！

毋庸置疑，森田療法對普通人的心理問題能發揮積極安撫的作用。很多東西不是你想改變就能改變的。你應該先接受下來，再尋求改變，即使不能改變，依然要接受現實，這才是正確的人生態度。

然而對一些喜歡窮根究理、刨根問底，不到黃河不死心的憂鬱症患者，森田療法就顯得無能為力。因為憂鬱症患者最反感的就是跟他講道理（比如勸其放下對抗，接納症狀，順其自然），因為你講的道理他早就嘗試過，而且全都失敗了。

只有採用反邏輯的逆向思考，把這種思考方式呈現在患者面前，讓其目瞪口呆，不得不心服口服，不得不回頭。其實，憂鬱症患者都有自己的一套理論體系，對現實和自然形成了穩定的認知模式，不攻破其認知系統，永遠走不進他們的內心。

顯然森田療法難以勝任。因為森田只是對憂鬱的症狀之間的互動作用做出了科學解釋，但森田沒有對憂鬱症深層次的社會心理原因（比如人的思想問題）做出解釋，恰恰這是憂鬱症患者的病根所在。

憂鬱症患者不光對病症本身為其帶來的傷害憤怒和不解，也包括對自己，對家庭，對社會，乃至對整個世界的憤怒和不解。比如：為什麼我這麼盡心盡力抗鬱，我的憂鬱症卻久治不癒，反而越來越嚴重？為什麼我這麼倒楣，我的命這麼差？為什麼我出生在這樣一個不幸的家庭？如果不是原生家庭對我帶來的傷害，我的性格怎麼會這麼懦弱，脆弱到連社會都無法適應？如果不是原生家庭的坑害，我怎麼會憂鬱？為什麼別人過得那麼好，我卻過得那麼差？為什麼世界這麼現實，這麼不公平？為什麼老天不長眼，老是折磨我這個勤奮努力的人？

這些怨天尤人的情緒，顯然不是森田療法可以解決的。患者必須要以生活為鏡，以人為鏡，反觀自己，自我覺察，自我批判，進行思想療癒，發出靈魂的拷問，最終才可能頓悟。

然而，憂鬱症患者的認知已經陷入了自我封閉、極其偏執的狀態，就如井底之蛙，不可能看到開闊的天空和客觀真實的世界。他們坐井觀天，卻自以為是。對這種異常偏執者，應該用一種更偏執的非常規手法——矯枉過正的批判療法（而不是講大道理），讓其舉手投降，放棄執著。

「佛」即是領悟，成「佛」就是看破人世間。所謂成佛之人，就是要明白事物的道理，縷清事情的因果關係，看透事實的真相，熟悉人生規律。因此古人說，看破才能回頭是岸，看破才能放下，放下才能隨緣自在，返璞歸真，回歸自然。

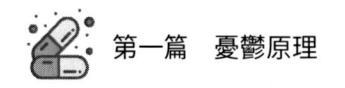

第二篇　治療與康復

本篇我將要詳細講解憂鬱症治療與康復的方法。

治療疾病無非就是採用藥物療法和非藥物療法兩大類。藥物療法我們都很熟悉，屬於醫學領域；非藥物療法主要包括心理療法和物理療法兩種，物理療法又包括人工物理療法和自然物理療法。

本書著重講解秋水理論中的認知心理療法，中間也會穿插一些物理療法（如運動療法）和自然物理療法。

第十三章

治療方向

憂鬱症是一種身心疾病，只要找到合適的療法，便可治癒。

先來看看古人是如何治憂鬱症的，供我們借鑑。

1. 激怒療法。據《呂氏春秋》記載，齊閔王曾患憂鬱症，太子遣人請來名醫文摯為父王治病。文摯與太子約好時間，故意三次失約，使得齊閔王怒火越燒越旺。而文摯到後不僅沒有愧疚之意，還擺出一副倨傲的樣子，禮也不行，鞋也不脫，直接跑到齊閔王的床鋪上來幫他看病，並用粗鄙之語激怒齊王。

之前齊閔王就已經對他有看法了，再加上這傢伙如此目中無人，齊閔王氣得已經是怒髮衝冠。此時，齊閔王實在忍不住了，便開始對文摯破口大罵，就這樣，一怒一罵，齊王心頭的鬱悶一洩而空，不久憂鬱症便好了。

2. 逗笑療法。清代有一位巡按患有憂鬱症，終日悶悶不樂，治療多次卻難見成效，病情反而一天天惡化。經人舉薦，一位老者前往診治。老者望聞問切後，故意對巡按大人說：「你得的是月經不調症，調養調養就好了。」

巡按聽了捧腹大笑，覺得此人極不可靠、糊里糊塗，甚至連男女都分不清。自後，每想起此事，仍不禁暗自發笑，久而久之，憂鬱症竟不治自癒。

3. 音樂療法。歐陽修因為被奸人所害，憂國憂民，患上「幽憂之疾」，雖多方求醫，卻不見好轉。為了排遣苦悶，他在閒暇之餘跟隨好友孫道滋學琴。只要操琴，便萬事離心、煩惱盡除，不知不覺間，憂鬱症竟然痊癒了。

4. 詩歌療法。唐代詩人杜甫的好友之妻得了憂鬱症，杜甫聞知後，對好友說：「讀我的詩可以治尊夫人之病，只要讓她每天反覆誦讀『夜闌更秉燭，相對如夢寐』即可。」朋友之妻遵囑反覆誦讀，病情果然大有好轉。

南宋詩人陸游曾在〈山村經行因施藥〉一詩中，敘述了他用詩為一位久未痊癒的「頭風病」老者治癒疾病的過程，陸游胸有成竹地說：「這種病根本不需要求醫問藥，多讀幾遍我的詩自然就好了。」

清末名臣李鴻章在給哥哥李瀚章的家書中提到誦讀詩文對於身體的保健作用，「體氣多病，得名人文集，靜心讀之，亦足以養病」。

秋水理論把人看作一個整體，秉承中醫身心一體、標本兼治的治療方向。憂鬱症的治療採用「急治標，緩治本」的原則。三分靠藥物，七分靠心理輔導，其他方式可以作為輔助性治療。

藥物治療屬於對症治療，是透過改善生理指標和穩定憂鬱情緒來治標；而心理諮商是對因治療，著重解決導致生理紊亂的源頭病因，即採用心理治本療法。

在標本治療方式的選擇上，患者需要明確自己的需求和方向。

由於憂鬱症者的身心都受到憂鬱情緒的衝擊和破壞，因此憂鬱症的處理必須走以下兩條康復之路：

一是修復軀體上的損傷，以止痛和疏通為原則，先用中西藥物激發快樂情緒，在此基礎上可採用中醫調理軀體不適。

二是採用心理介入，改造並修復心理創傷。心病心藥醫，即用正確的認知療法幫助患者解開憂鬱的情結；輔助於多種混合型心理行為療法，如傾訴、音樂、正念、脫敏、運動、舞蹈、書畫、詩歌和自然療法等釋放憂鬱情緒。

不同類型和不同程度的憂鬱症，在治療上會有區別。例如輕度和中度憂鬱症，往往側重於認知療法和自然療法，而重度憂鬱症更側重於藥物治療。本書只研究憂鬱症的心理介入或修復。

憂鬱症心理問題的客觀原因在於憂鬱種子（即憂鬱陰影），主觀原因在於患者的錯誤認知。因此憂鬱症的心理治療的目標是改變患者的思想認知，消除或淡化憂鬱陰影。

憂鬱症的心理治療的基本原則是：阻增去存。先停止心理陰影的複製，不讓憂鬱繼續「播種」，再將潛意識內的汙垢全部清除。

具體點說，就是透過建立正確認知，停止憂鬱惡化，再以正確認知為指導，在生活實踐中逐漸獲得康復。

前面我們已經講過，憂鬱陰影或種子是由「八大壓力」和錯誤認知共同製造的，缺一不可。要停止製造心理陰影，就必須改變「八大壓力」和錯誤認知或者其中之一。

現實中面臨的各種壓力，我們無法預估，非自己所能掌控，但我們完全可以掌控自己的思想和認知。因此憂鬱症的心理治療關鍵在於改變認知系統，其次是淡化心理陰影。

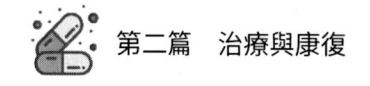

第十四章

認知重構

條件刺激對人的作用取決於患者對其意義的認知和態度。我們指的認知屬於意識層面，它不僅能防止不良訊息對潛意識的入侵和傷害，並能有效地阻止潛意識因受傷再次形成創傷陰影。所以，認知是保護潛意識不受傷害的安全屏障。如果失去了這道防線，一旦出現傷害性刺激，哪怕是偶然出現的輕微刺激，也容易引起內心的騷動而導致憂鬱陰影。

由此可見，建立和鞏固認知防線是心理或精神創傷康復治療的核心。把認知防線比喻為「防火牆和防毒守衛」毫不為過。

怎樣才能建立正確認知？首先要改變以往的思考方式，其次要重新建立一套正確的認知體系。

第一節　改變思考方式

要改變思考方式，就應站在大眾化角度看待你的問題，這就是逆向思考。通俗點說，拿面鏡子照照自己。也就是把正常人當一面鏡子反照自己，你就會發現自己存在哪些問題。譬如，許多正常人也會遭受挫折，甚至還有遭受人生不幸的人，但他們卻能笑口常開，一直往前衝，而你卻因為往事愁眉不展，痛苦穿心，萎靡不振。同樣受傷，截然不同的兩種態度，一照便知。

第二節　重建認知體系

只有重建正確認知，才能有的放矢，不再盲人摸象。正確認識挫折乃人生之常事，所謂家家都有一本難念的經；要認識常態憂鬱是如何發展為病態性憂鬱的；要理順傷害性刺激、認知態度、創傷陰影三者間的關係；要深刻理解精神創傷的「生根、發芽、開花、結果、播種」五個環節的因果關係；要充分認識精神創傷的原理和本質，尤其是它的發展和變化機制，掌握它的規律和脾氣。只有如此，才能真正駕馭精神創傷問題，才能找到一條適合自己的有效的康復途徑。

一般來說，對事物有什麼樣的認知，就有什麼樣的思想態度，而思想態度又決定了人的行為方式，行為再提升為情感。譬如男女產生了初步的印象，開始有了好感，接著同意接觸。透過頻繁接觸，耳鬢廝磨，就會產生感情，因此，認識是基礎。只有改變對憂鬱的錯誤認知，進而改變對它的錯誤態度，才能治好憂鬱症。

憂鬱症者喜歡自作多情，總認為別人也會像他一樣關注自己的問題。其實，世界上只有一個人最關心他，就是他自己。每個憂鬱症者都喜歡抱怨或自責，認為自己的失敗和所有的不如意都是因為憂鬱，別人的責怪，也是因為自己有憂鬱。他們總是抱怨別人對自己不理解，總認為自己有能力，就是被憂鬱這隻攔路虎影響了才能的發揮和人生前途，所以暗下決

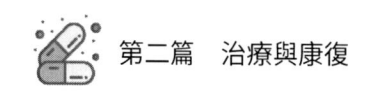

心，一定要克服憂鬱，「等我不再憂鬱了，一切都會變好」。

自以為是的自我安慰。其實，正常人根本不把這當成一回事。

憂鬱症患者小劉在一次社會調查中談到自己的感悟說：「我驚奇地發現正常人也會常常出現憂鬱情緒，但是他們對待憂鬱的態度和我們截然相反。他們視為人之常情，視為自然規律，不去關心，不去評價，這讓我感到很大的心靈震撼。當我問他們憂鬱出現時怎麼辦？他們說無所謂的，誰沒有憂鬱的時候，誰沒有煩惱的事呢？看來他們確實沒有因為憂鬱問題進行自我折磨，不會因為這個來折磨自己的內心。如此看來，我們這些人總是在自己短淺的視野內看自己，根據自己的眼光來看待外界對自己的看法，真的沒有我們想像得那樣重要，我們太自戀了，太看重憂鬱了！」

我以前在公家機關工作了多年，有幾年沒有獲得理想的評分，就怪自己膽小怕事，怪自己口吃，怪自己自卑，我以為都是它們造成的。現在回憶起來，我工作中確實有許多地方做得不夠，主管的評論其實是很中肯的。

我常常幻想，等我的口吃好了以後，人家會對我刮目相看；等我的口吃和憂鬱好了，我將是一個妙語生花、幽默風趣的人，我一定要用自己的能力，去打敗那些曾經譏笑、挖苦我的人；等我的憂鬱好了以後，我將博得主管和同事們的好評和尊敬⋯⋯不得不提醒一下，當你的憂鬱症好了，你的生活不會有多大的改變，因為一個人整體能力是平衡的。在你受憂鬱困擾期間，你吃苦耐勞，一旦沒有憂鬱的煩惱，你在這方面的優勢恐怕就要喪失。

總而言之，要從憂鬱症的迷霧中走出來，必須改變以前固有的認知，重新審視憂鬱的一切，建立全新的認知體系。

第三節　正確評價自己

許多人明白只有順其自然，放下心理包袱，憂鬱症才有望獲得康復。但是大多數宣稱放下了的患者，其實並沒有真正放下。

什麼才是真正的放下？一定要對你的問題看個清清楚楚，真真切切，了無遺憾，了無牽掛，才可以放下。絕不是含恨放下，而是發自內心地放下。只有了解憂鬱，才能理解憂鬱，你才能發自內心地接納和放下憂鬱。

一定要對憂鬱有個客觀公正的評價，是不是憂鬱真的把你害得這麼苦，讓你的境況如此糟糕？如果真是這樣，為何那些比你遭受更大挫折、更為憂鬱的人，反而能活得好好的，而你卻有這麼多怨恨，一蹶不振？

雖然不少人心裡曾經也遭受挫折，但他們能變壓力為動力，埋頭苦幹，成就了夢想。雖然他們也被現實整得很慘，卻談笑風生，始終保持著樂觀心態，這種人在現實生活中比比皆是。我們一定要到生活中去找到這樣的人，並且發現他們沒有怨天尤人而是帶著苦惱、帶著憂鬱去生活、去工作，就會對自己的問題重新進行評價：原來導致我這麼苦惱，這麼憂鬱，這麼頹廢，不是因為曾經受過的傷害，更不是因為憂鬱本身，而是我對待它們的態度。

原來在「傷害性打擊」與「我的憂鬱」之間，在「我的憂鬱」與「我的憂鬱症」之間，都存在一個中介因素，也就是理性思維或思想認知在發揮調控作用。

有個患者說：「老師說的放下，我也有深刻體驗。這麼多年屢戰屢敗的經驗告訴我，憂鬱實在太強大了，我不能以卵擊石，不能再與憂鬱對抗了。」

這種態度也不對！光知道憂鬱太強大了，打不過它，就向它繳械投降。可是，你還是對憂鬱望而生畏，還是懷恨在心，還是時刻都想幹掉它。為了降低自己對憂鬱（包括致鬱的傷害性刺激）的仇恨，你必須看清它。怎麼看？正確地評價它，重新審視它，清算一下憂鬱究竟對你帶來了多大傷害。

如果真是它的罪過，當然要算在它頭上，如果不是它的過，怎麼能算在它頭上呢？可是，不管是不是它的錯，你都把工作、學業、生活中的一切失敗都算在它頭上，豈不是冤枉了憂鬱？

心裡裝著一些仇恨，其實未必是壞事，它可能是助你成功的動力源。你可以把身上滿載的負能量轉化成正能量。只要你達到一定的高度，這個轉化只要你輕輕一點，轉變一下思考方式，換個角度去看問題就行。

不要一味地去恨過去，恨那些替你帶來傷害的人和事，不要總是逃避！如果總是避而不談自己的過去，逼著自己轉移注意，或者聞風而逃，這些逃避會使你的心理問題久久不散。

當你發現，一定要發現，那個被你認為的所謂「仇人冤家」（憂鬱和致鬱的客觀因素），原來根本不是你的敵人，是你冤枉了它，你就會放過它。既然它不是我的敵人，不好意思，我找錯了對手，我當然沒有理由去恨它，自然就不會再跟它針鋒相對，就會發自內心放過它，發自內心地釋放對它的仇恨和恐懼。

既然如此，就應找到真正的敵人。當你發現原來這個敵人不是別人，而是你自己的主觀思想，你會做何感想？如果你真正看到這些，就會對自己的錯誤思想深挖狠批，就會發自內心的反省，不再怨天尤人，不再破罐破摔，就會義無反顧地回歸正常人的生活。

綜上所述，問題的關鍵是怎樣才能看清真相，而看清不是那麼簡單，要改變僵化了的思想，這將是一項十分艱鉅而又複雜的靈魂工程。這恐怕是秋水理論的亮點。

孟子曾說：「福有我求，命由我造。」人類雖然有許多無可奈何的天命，比如出身富貴貧賤，不是由我能選擇的，但自我降生以後，我的成長過程完全可以有第二次選擇。我完全可以透過後天的學習，透過努力進取去改變自己的前途和命運。這或許就是古人說安身立命的意思。

過去被扭曲的認知不可怕，因為它只代表你的過去，現在你可以建立全新的思考方式，你將看到不同的自己、不同的社會和一個嶄新的世界。

思想是人的靈魂。教育為重，思想為本。一個人患了錯誤不可怕，知錯能改就好。古人也說：浪子回頭金不換，放下屠刀立地成佛。任何時候改過都不算晚，知恥而後勇。

第四節　修復錯誤認知

修復業已錯位的認知，使之回歸到患病前的狀態。為了把「火眼金睛」一樣的認知恢復到凡人肉眼的認知狀態，除了建立正確認知外，還須進行脫敏訓練。

我們就潔癖症來舉例說明。為了降低對灰塵不潔的過敏，最好的辦法就是順其自然：不理它，即不排除灰塵。雖然起初感覺很難受，但難受就難受，久了自然就會司空見慣、習以為常，最終形成惰性。實在痛苦難

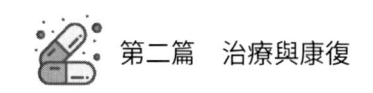

忍，可以轉移注意力，去做自己應該做的事情。如聽音樂、健身、品茶、健身運動等。

轉移注意，不是叫你逃避問題，而是接納缺陷（如灰塵）存在的合理性。要明白一個自然規律：是人住的房間，必然就有灰塵鑽進來，因為空氣中都有塵埃，塵埃是無孔不入的。久而久之，一些在常人看來也會心煩的事，而你卻視而不見、充耳不聞，甚至在常人眼裡堆積如山的煩惱事，你依然見而不煩，聽而不厭。這個方法和你以前見到灰塵就迫不及待地排除剛好相反，雖然痛苦，但效果最好。

其次，採用排除後不去糾結的辦法。平常心是道，和常人一樣以平常心待之。發現煩惱的事情，能消滅就消滅。消滅不了，或者沒有時間和精力去消滅，就擱置在一邊暫不管它，順其自然，做自己該做的事情去。有機會再「秋後算帳」，事後，也不摻雜心理因素進去，這是大多數人的做法。

第五節　充實提升自己

憂鬱症患者大多把大好的時光消耗在那些永遠無法消除的創傷記憶上，就如室內的灰塵，你就是窮盡畢生精力去排除，都不能滿足你的要求。所以，患者必須轉移注意力，把精力投放到工作、學業、生活中，讓自己忙碌起來，不再空虛、無聊。從策略上，而不是戰術上，轉移注意力，做自己該做的事。多聽一些經典音樂，多看一些好書，多做一些善事，多獻一份愛心，不斷陶冶情操。凡事不要太精明，太挑剌。大事聰明些，小事糊塗些，簡單而充實地生活。

1980 年代前的人很少患心理疾病，是因為那時候人們生活簡單、充實，想法單純，沒有精力和時間去胡思亂想。

只有讓自己忙碌起來，把注意力轉移到別的事情上去，才能與灰塵和諧相處，灰塵的可怕性也自然而然逐漸回落到原來的位置。這個位置就是正常人所看到的真實的情景。

不難理解，從「托起」到「回落」，經歷了認知轉變和條件反射消退的過程，其中認知是內因，條件反射是外因。憂鬱症康復不也如此嗎？

第十五章
強迫處理

第一節　切斷鬱前折磨

鬱前折磨，是因為憂鬱症患者擔心發生憂鬱而採取降低焦慮的本能反應。切斷鬱前折磨是減少壓抑、阻止負能量增長必不可少的方法，也是防止憂鬱症狀加劇的有效途徑。

怎樣切斷鬱前折磨？任何焦慮的形成絕非空穴來風，都有其客觀存在，但最終決定焦慮的往往不是客觀存在本身，而是人對它的關注和認知，這裡的認知包括聯想、記憶、預測、判斷等。

切斷鬱前折磨主要有三條途徑：一是消除焦慮的客觀存在（即焦慮源）；二是如果實在消除不了，只有對客觀存在重新進行認知、評估和判斷；三是如果再不行的話，只有轉移注意力。

一、消除客觀存在

從焦慮的源頭下手，根除或者暫時消除之。如果愛車停放在車庫外，晚上擔心被盜而輾轉難眠，這時消除焦慮的辦法就是把車開進車庫，把門鎖好。如果總是懷疑得了不治之症，焦慮不安，最直接的辦法是上醫院檢查病症，打消疑慮。如果還有幾天就要參加重要的交際活動，擔心自己可能會出醜而焦慮不安，於是臨時抱佛腳，日夜練習，並且思索出一些遮醜的辦法。

如果做不到消除焦慮源，即無法杜絕出現鬱前折磨，但也要盡力減少折磨。

二、對傷害的評估

對焦慮源重新評估。小劉曾被一個穿黃色衣服的人襲擊致傷過。事情過了很久，她不大可能遭遇同樣的襲擊，但小劉每見到穿黃衣服的人仍然害怕而躲避。之所以會害怕，並非穿黃衣服的人有什麼可怕，而是小劉對它所產生的聯想（即對傷痛的回憶）的認知。

小劉要想消除對穿黃衣服人的恐懼，一是消除世上所有穿黃色衣服的人，這不可能；二是重新認知，包括思想認知和實踐認知。

患者之所以害怕現實環境，是因為擔心被人瞧不起。如果有種方法能讓患者不憂鬱且具有可行性，患者自然就會放心下來。問題是除了服藥還有別的方法嗎？靠藥物消除憂鬱隱患（焦慮源）的方法，雖可以暫時降低焦慮，但沒有長久之效，因為這些方法離不開「逃避」的本質，會讓憂鬱久治不癒。

憂鬱症患者真能把憂鬱徹底消滅嗎？不現實。人人或多或少都會有些憂鬱情緒（包括軀體化）。而如果只是消除一點點憂鬱症狀，甚至讓憂鬱症狀變得非常少，似乎也沒有恐懼可言，但這僅僅只是天真的想法。因為憂鬱症患者絕不滿足憂鬱症狀的減少，而是少了還想要少，他們期待的不是憂鬱的減少，而是「永遠都不要憂鬱」這一永遠無法實現的目標。

1. 降低期望。對事物的評價越高，害怕失敗的心理就越強。因此，改變憂鬱就要改變評價。

2. 明確因果。患者總是羨慕那些陽光的人，卻不知大多數人內心有許多難言之隱。因果關係不以人的意志為轉移。面臨憂鬱場景，恐懼焦慮、緊張不安、心慌意亂等都是難免的、合理的。況且，這些因素並不是導致憂鬱的主因，根本原因是患者對它們的錯誤認知而產生的對抗態度，正是這種對抗態度把鬱前單純的心理推波助瀾變成複雜激烈的心理波動，後者一出現，患者不得不憂鬱。

3. 服從因果。既然鬱前恐懼緊張和心理波動是合理的，正常的，就應該接納之，就連「不要想，我要想些高興的事情」、「我不要緊張，不要害怕」等消極的心理暗示也是正常的，也應接納。當情感衝動時，允許之，不做無謂犧牲。在順應的同時，既要給它一條安全發洩的通道，又不讓它放任自流。換句話說，雖然不能從正面壓制情感，但可以從側面疏導情感，做自己該做的事情，防止情感氾濫成災，釀成不良行為後果。

三、及時轉移注意

轉移注意力，可以暫時避免焦慮情緒的蔓延。人害怕什麼，就會注意什麼。接著，顯意識就會介入潛意識，壓制害怕，但又壓制不住，導致更大的恐懼和焦慮。我們知道，習慣動作是靠潛意識自動控制完成，無須顯意識參與。如果轉移注意力，即顯意識不去介入潛意識，改做別的事情，即可恢復動作的自動化。

1. 意念轉移法。這是一種分心術，即用打岔的辦法來分心。譬如失眠時神經高度興奮，思想集中。想想這個，想想那個，讓自己的思想無法集中到想某一件事情上，從而有助於睡眠。

2. 暗示轉移法。你的思想意識具有獨立的思考和判斷能力，如果他犯了錯誤，你可以用批判的語氣去與他對話，用正確的認知去開導他，使之不再做傻事（如正面堵截），以疏導消極的情緒。比如你可以從側面問自己：「你怕他，難道不是事實嗎？你害怕緊張不是正常的情緒活動嗎？你這麼損人，不是更證明自己就是一個弱者嗎？你這麼急切地想消除它（情緒波動），不正說明你的心胸狹隘嗎？」作為回應，你的意識可能會說：「不！我不願當弱者！」「既然不當弱者，為何你那麼浮躁？這不是賊喊捉賊嗎？」

如此對話，也許你的心理波動很快就會平靜下來。如果這樣暗示收效不佳，你也可以這樣自我暗示：存在就是合理的。所以我要接納（寬容）此人、此情、此景的存在。

3. 思維轉移法。甲乙各自完成一個任務都失敗了。甲生怕被責罰，推卸責任，尋找客觀原因搪塞了過去，雖然逃過了暫時的懲罰，卻由於做賊心虛，導致長久的忐忑不安，這是順向思考。乙雖然也怕被責罰，但明白長痛不如短痛的道理，承認自己的過失，獲得了內心長久的坦然，這是逆向思考。

4. 行為轉移法。鬱前折磨是患者的思想專心致志對付情感衝動的結果，或者說是思想過於關注內心波動造成的。也就是空閒無聊，無所事事。所以充實起來，是打破空虛無聊的不二之選，也是消除鬱前折磨的有力武器。

行為動作可以打破思想的集中，粉碎鬱前的思想翻騰。你雖然無法控制害怕憂鬱的衝動，也不能控制自己不去關注憂鬱，不去在意憂鬱，但你完全可以做到控制自己的行為，使之不去反覆。人的行為有主動和被動之分。

你可以採取某些轉移注意力的方式，如哼小曲、咳嗽、清嗓子、手舞足蹈等，去阻斷自己的思想翻騰。譬如，夜晚獨自經過一片墳山，非常害怕。這時，你越暗示自己不要怕，越害怕。如果此時唱歌，或者高呼口號，雄糾糾、氣昂昂地大踏步奔走，就不會害怕了。

如果恐懼過大，實在轉移不了對憂鬱的注意力，可以靜觀其變，等待時機。

5. 感覺轉移法。如果你的感官發現新鮮的客觀刺激，也可以轉移注意力。譬如，你到了主管辦公室發現一張主管的字畫，故意讚美起來，引起主管的好感，會立即打破鬱前折磨。再如，聽音樂、唱歌、跳舞、玩手機、嚼口香糖、咬緊牙關、用手掐自己的肉、撓癢等刺激，都可以減輕鬱前折磨。

6. 恐懼轉移法。當一種恐懼大於另一種恐懼，注意力就會從低階恐懼向高階恐懼轉移。譬如，當你站在講臺上，感覺很緊張，你不妨來個「金雞獨立」，把一隻腳稍微吊起來，讓自己身體失去平衡。你害怕跌倒，所以你的注意力也隨之朝向下肢是否平穩，而不是關注憂鬱。

如果主管命令你當面打電話給某人，你恐怕會毫不猶豫地撥打平常不敢打的電話，顯然對拒絕打電話的後果的恐懼遠大於對憂鬱的恐懼。因為你害怕被主管責罵，因而你的注意力會從憂鬱轉移到主管的命令上來。再譬如公車開到半途，司機暈過去了，眼看就要車毀人亡，平時不敢開車但會開車的你，又會怎樣呢？

7. 釋放轉移法。積壓了大量的負面情緒，不能再壓抑它了，而應透過合適的管道予以釋放，使身心得到充分的放鬆。這是化解焦慮情緒的最直接有效的方法之一。譬如，還有幾天就要考試，感覺很緊張，你可以宣洩一番，釋放不良情緒。

8. 疲勞轉移法。疲勞可以使人無法集中精力想問題、關注某個問題。憂鬱症患者都有這樣的體驗：在疲勞的時候不大會憂鬱，所以患者有時為了掩飾或逃避憂鬱故意裝作無精打采、很疲倦的樣子。這樣即使出現憂鬱，別人也會以為他是疲勞所致。

疲勞轉移法包括體力上的疲勞和心理上的疲勞。空虛無聊和精力過剩是一對孿生兄弟，它們都是憂鬱症的好朋友。如果讓學業、工作和生活忙碌起來，鬱前折磨自然會得到緩解。

9. 藥物轉移法。透過抗憂鬱的藥物可以暫時穩定情緒，轉移注意力。

第二節　叫停鬱中對抗

鬱中對抗，是指在特定場景因為強烈的軀體反應導致行為受阻，而採取正面爭鬥的形式。水漲船高，鬱中對抗非但沒有減緩憂鬱，反而加劇了憂鬱和它的軀體化。對抗和憂鬱成正比增加，形成強迫之勢：越對抗，越憂鬱；越憂鬱，越容易對抗。要走出憂鬱，必須打破這一強迫意識。

一、迂迴戰術

前面我們已經知道，正面突破只會加劇憂鬱和軀體化，正確的出路就是轉移對它的注意。換句話說，面對軀體化，切勿從正面硬拚，應採取迂迴戰術。患者可以做一些伴隨動作，比如深呼吸、伸展四肢、拍拍四肢的關節處等。有時候，咳嗽一聲也能打破僵局，讓你擺脫困境。

二、關注遷移

我們知道，憂鬱發作是條件反射的結果。鬱中可以透過改變條件刺激來切斷預期反應，避免憂鬱的惡化。可新增一些痛覺、觸覺、味覺、嗅覺、視覺、聽覺、動作等感覺刺激取代條件刺激，即在軀體化之前加頂「帽子」，讓注意力發生前移，轉移到對「帽子」的關注上。

比如患者準備去學校讀書（鬱前），產生憂鬱預感，隨即被預感吸引，與之對抗，導致預感加劇。當他快進學校大門的時候（鬱中），軀體化越來越明顯，越來越引起他的關注。為避免軀體化的惡化，他打開隨身攜帶的手機聽音樂，優美熱情的音樂吸引了他的注意力，軀體化漸漸地減弱。除了音樂，嘴裡嚼一塊口香糖，吃點零食，跟同學打招呼，快步走進教室，甚至可以掐下身上的肉，或大喊幾聲，還可以採取「金雞獨立」等方法轉移注意力。

三、注意幾點

1. 如果鬱前折磨非常厲害，大腦就會一片空白，此時，你可能什麼也不知道了，唯有退避或原地不動，等候救助。

2. 患者總是擔心遇到軀體化時什麼也做不了。其實，只要切斷了鬱前折磨，這種擔心就是多餘的。

3. 要解決鬱中對抗，就不要直奔主題，要慢慢地向目標靠攏。

4. 軀體化的規律：軀體化的程度與你要參加活動內容的重要性成反比，與戰勝它的慾望或關注它的程度成正比。比如，有個高二女生，因為學校有個緊急通知，要她立即前往學校填表。本來這些天她的憂鬱在發作中，只要一到學校門口，肚子就痛，就要去醫院止痛，家長不得不幫她請了幾天的假。但今天學校緊急通知，事關個人前途大事，她被這件大事吸引了，就沒有關注憂鬱問題。當她去了學校，填完表回家，家長看到她無事一般，就問：「今天去學校沒有鬧肚子痛？」她想想後回答道：「沒有啊。」

第三節　停止鬱後糾纏

毫無疑問，鬱後糾纏會加深憂鬱記憶，強化憂鬱反射，落下心理陰影，因此被稱為「播種」。要想憂鬱症康復，必須停止鬱後糾纏，而解除鬱後糾纏，又必須採取標本兼治的原則：一方面要防止出現新的鬱後糾結，另一方面要解開已形成的鬱後糾結。

我們知道，鬱後糾結都有其客觀存在，如發生憂鬱，怕被人看不起，逃避憂鬱等，甚至還包括鬱後糾結本身。當然最終決定鬱後糾結的往往不是客觀存在本身，而是對它的關注和認知。

一、客觀刺激

只有少發生憂鬱，少逃避憂鬱，才是減少心理糾結的客觀物質基礎。患者能去面對現實（比如參加某個活動，去讀書、工作等）就去，不能勉強，更不要抱著想證明自己不憂鬱的目的四處出擊。不憂鬱了，順順利利，心情自然好了。但患者總想趁熱打鐵，乘勝追擊，這裡試試，那裡碰碰，無事找事。

然而，馬走千里也有失蹄的時候。一旦碰壁了，出現憂鬱了，彷彿晴天霹靂，好心情又立即跌入谷底，自信也沒了，憂鬱加深了。如果在每次活動中，做到適可而止，見好即收，不僅收穫喜悅，更帶來一份自信。如果能多堅持就堅持，遇到軀體反應強烈，實在難以堅持，就迂迴繞過，千萬不要逞強。如果無法迂迴，可以選擇離開現場，以保護自己。即使發生了憂鬱，即使逃避了，也要盡力減少糾結。

1. 不要回味。回味就是反芻，思前想後，反覆咀嚼，把發生過的場景

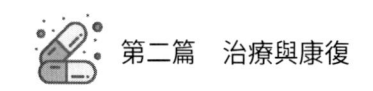

像放電影一樣在大腦裡重播幾遍，沉浸在當時的情景回憶之中，從而導致憂鬱傷痛的記憶加深。

2. 不要騷動。發生了憂鬱，不必引起內心的騷動。怎麼發生了憂鬱？怎麼又逃避了？怪自己毅力不夠堅強，心裡久久不能平靜，甚至吃不下飯，睡不好覺。任何時候發生憂鬱都不是你願意的，因此都要原諒自己，不要搞得自己心煩氣躁。

3. 不要批判。這裡的「批判」，是指發生憂鬱後，患者會進行一番自責式的批判，怪自己不爭氣，怪父母，怪身邊的人，怪自己的命不好，怪自己是一個廢物等，但就是不怪自己的主觀思想。

有的患者可能要問，既然「不批判」，為什麼書裡不少地方充滿了批判的話語，還要求我們進行自我批判呢？其實這並不矛盾。前面的「要批判」是對自己的錯誤思想進行批判，而這裡的「不批判」，就是叫你在出現憂鬱後不要去批判自己。也就是說，我們需要批判的是錯誤思想，而不是憂鬱症狀。

需要注意的是，發生了憂鬱，難免會出現騷動、反芻和自責，但你要做的，就是盡量不給自己時間去回味過去、自責和騷動，可以透過各種轉移注意的方式去切斷它們。

4. 不要討論。不管憂鬱怎麼樣，都不要討論。更不要與人交流憂鬱的學習心得、方法，沒完沒了地討論和念叨憂鬱。憂鬱是一種記憶的過程。憂鬱的康復需要一段淡化遺忘的過程，才能把心理陰影這個「活火山」變成「死火山」。到那時候，不管怎麼談論憂鬱，都無關緊要。

5. 切勿總結。不管憂鬱發生了還是沒有發生，憂鬱多了或者少了，進步了還是退步了，今天為何會憂鬱，為何不憂鬱，都毫無意義，都不要總結，不要評價。總結回顧和評價，無疑會加深憂鬱記憶的過程。

許多患者有寫日記的習慣，喜歡把被憂鬱折磨的心情和抗鬱的經歷記錄下來，認為這樣可以有助於自己總結經驗和教訓，卻不知這樣反而會強化憂鬱的記憶，阻撓康復的程序，應立即停下來。

二、正確認知

患者總是希望能控制自己不要發生憂鬱，而希望總是落空，行為往往失控。憂鬱發生了，逃避發生了，他們又不願意接受這個現實，而無休止地自我糾纏。本來發生了不愉快的事，適度的自責和糾結也是難免的，可是他們卻不願意看到這個合理的結果，因而對出現的「自責和糾結」進行百般對抗，並且沒完沒了地糾結，這就是強迫和反強迫。

怎樣才算正確認知？降低期望。要消除鬱後糾結，必須改變認知，降低期望。擁有一顆平常心：憂鬱少了，高興歸高興，但不得意忘形；憂鬱多了，難過歸難過，但我能接納；憂鬱發作了，鬱悶歸鬱悶，但我不會反覆糾纏。如果我盡力了，還是阻止不了鬱後糾結，我也認了。

1. 明確因果。有因必有果。如果發生了憂鬱，或者逃避了，甚至發生了鬱後糾結等，患者肯定會感到難過、自責、焦慮、恐懼、不安，這些都是人之常情。況且，發生了憂鬱，或者逃避了憂鬱，甚至鬱後糾結本身也沒有什麼大不了，因為它們都不是導致心理陰影的主因（最多只是外因而已），根本原因是患者對它們的錯誤認知而產生的對抗態度，正是這種對抗態度把鬱後單純的心理波動推波助瀾，變成複雜的、激烈的心理波動，導致心理陰影更上一層樓。

2. 正面接納。既然發生了憂鬱，導致心理糾結或心理波動是合理的、正常的，就應該接納之。

3. 側面疏導。如果盡力了，憂鬱還是發生了，即憂鬱種子結了「惡果」，要及時從側面去疏導情緒，避免再次「播種」而形成新的創傷性陰影。發生了的就是合理的，發生了就是歷史。既然是歷史就無法更改，何苦後悔不已呢？因此，發生了的就要接受現實，順其自然，為所當為，做自己該做的事情。

發生了憂鬱，出現嚴重軀體化，傷心總是難免的，千萬不能因憂鬱丟人而不吃不喝，不工作。總之，一切發生了的事情都要原諒。否則，必將導致新的創傷陰影。

雖然心理波動和情感衝動壓制不了，但行為可以控制。所以，鬱後的心理波動都要允許，特別是晚上睡覺的時候更應允許。即使想起憂鬱而睡不了，也要接受這個現實。你只要控制自己的行為，譬如吃飯、上班、交友等不被耽擱就可以。

三、疏導發洩

釋放負面情感的最好辦法，就是傾訴自己的情緒。傾訴就是發洩，完畢後，必然放鬆。

需要注意的是，千萬不要與同病相憐的患者傾訴。否則，當你在傾訴自己負面情感的同時，別人也會把積壓已久的負面情感傾倒給你，半斤對八兩，導致你的負能量增加。

四、轉移注意

如果盡力了還是糾結，也是難免和正常的，不要窮追猛打，應及時轉移注意力。具體可參考「鬱前折磨」一節中的轉移注意力的方法。

第十六章

陰影淡化

第一節　基本概述

憂鬱陰影是指潛伏在內心深處的憂鬱情緒，憂鬱陰影一日不除，病態憂鬱一日存在。

憂鬱陰影是在「八大壓力」和錯誤認知的作用下形成和加深的，它涵蓋了各種憂鬱情結，主要包括因憤怒和恐懼導致的負面情感。前者是因憤怒或慾望被壓抑而導致的怨恨、亢奮、苦惱、無奈、煩躁、反抗等情結，因為聚集了大量的負能量，所以它蓄勢待發；後者是因恐懼被掩飾而導致的焦慮、自卑、多疑、自閉等情結，因為失去了許多正能量，所以它急待補養。

淡化憂鬱陰影，必須化解憤怒和恐懼兩大情結。

從能量的角度上觀察，憤怒和恐懼的實質是一致的，都是積蓄了負能量。身心健康的人，體內的正負能量的比例是平衡的。憤怒情結是因為被迫接受負能量，導致負能量大量沉積，而恐懼情結是因為體內正能量的大量丟失，導致正能量匱乏，負能量相對上升。

不難理解，憂鬱陰影是隱藏在潛意識層中的強大負能量磁場，對思想和行為具有巨大影響力。難怪，憂鬱症患者為之日不能食，夜不能寐，糾纏不休，痛苦不堪。因此，要淡化憂鬱陰影，就要發洩負能量，補充正能量，使體內能量達到平衡。

俗話說，「失之易，得之難。」相對來說，發洩負能量比獲得正能量要容易得多。

第二節　怨恨化解

怨恨的情結，是指被理智壓抑到潛意識層的、得不到發洩的怒火而形成的怨氣，它是積壓已久的負面能量。這股潛伏的能量，一旦遇到條件刺激就會蠢蠢欲動，橫衝直撞，讓人不得安寧。受其影響，患者大都心火旺盛，煩躁不安，易衝動，易亢奮，惹是生非，尋求發洩。被現實打擊形成的憤怒情緒，如果沒有及時疏導、發洩，就會形成心理情結。

正如一位患者訴說：「我因為憂鬱，被人視為廢人，又不好意思告訴別人，內心忍了太多的東西，這必然導致壓抑心理。」

事實上，憂鬱症患者受到傷害後，不敢表達出來，就會「受氣」。由於愛面子，不願意跟正常人傾訴，以至於連自己的親人都無法理解其痛苦和想法。壓抑太久，積怨太深，久而久之就會形成憂鬱情緒。沒有壓力，就沒有動力。積壓已久的負面情感，攜帶著龐大的負能量，如果合理運用，可以轉化為實現人生理想的強大動力。反之，則會把整個人生拖入萬劫不復之地。具體化解步驟如下。

一、打開心結

1. 用換位思考解開心結，疏通情緒通道。

2. 尊重因果關係。都是因為自己不懂憂鬱症原理和因果關係，違反了自然規律，才導致事與願違的結果。怪不得別人，一切都是自己的無知造成的。

3. 存在即合理。憂鬱發生了，後果呈現了，就無法再回到不發生的狀態，事已至此，再後悔，再糾結，也無法挽回。心裡難免痛苦、糾結，但想歸想，行動歸行動。理解原諒自己，繼續往前走！

二、釋放能量

當你發生了憂鬱，當你的尊嚴被踐踏，慾望沒得到滿足，內心就會積壓大量的負能量。所以打開心結後，應當及時發洩負能量，只有發洩才會獲得輕鬆。

1. 廣交朋友。多交朋友，與人為善，會使你的心理保持健康。有些事和家人說有顧慮，和朋友說，則可敞開心扉。特別是與有想法的朋友交流，大有裨益。

「聽君一席話，勝讀十年書。」朋友的良言一句，可能會開拓你的思路，令你茅塞頓開。廣交朋友，能化解你的寂寞，充實你的生活，使你快速適應各種生存環境。每個人都有一顆孤獨的心，人人都渴望得到溫暖，多交一個朋友就多一份陽光和溫暖。

2. 真情傾訴。向正常人傾訴因憂鬱而壓抑的隱情。當你陷入痛苦糾結、疑慮不解、壓力很大時，不妨向好友傾訴，多聽聽好友的勸告；當你遇到挫折，心灰意冷時，向好友求助，他們會幫你加油打氣，促你奮起。

3. 陶冶情操。多聽些舒緩的、寧靜的、陶冶心靈的音樂，特別是經典的，共鳴的，衝擊潛意識的音樂。不要聽低等庸俗的音樂。

4. 整體轉移。憂鬱是一種記憶，關注憂鬱，意味著強化記憶，增強憂鬱的敏感度。所以要從策略上轉移注意力，把目光朝向大千世界。無聊是憂鬱症的好朋友，充實自己才是它的天敵。因此，要培養自己的業餘愛好，有規律地工作和生活，在忙碌中淡化憂鬱，忘卻煩惱。

第三節　恐懼淡化

曾經發生過憂鬱或因害怕憂鬱逃避現實，繼而耿耿於懷，就會形成恐懼情結，建立憂鬱反射。以後只要遇到熟悉的場景就會害怕，並產生預期反應和逃避憂鬱的行為反應。

患者每次遇到恐懼之後，要麼會因蠻幹而憂鬱，要麼會因逃避而自責，結果都會導致正能量的流失。正能量一旦大量流失，必然會因底氣不足導致對外承受力下降，禁不起一點挫折，遇事心虛氣短、膽怯自卑、失去自信。這類患者以隱性憂鬱者居多，他們嚮往突破（撕破偽裝，暴露自己），卻又不敢突破自己。

相反，那些退避在家、一看就知道憂鬱的人（顯性或微笑憂鬱者），他們至少勇於暴露自己的問題，勇於表達自己的情緒，勇於告訴家人：「我憂鬱了！」可是，隱性憂鬱者卻不敢表達自己的真實內心。為了維護自尊，他們選擇偽裝，把心中的負能量嚴嚴實實包裹了起來，生怕洩露了。

不在沉默中爆發，就在沉默中滅亡。由於正負能量嚴重失衡，負能量的比例太高，隱性憂鬱者對環境（條件刺激）非常敏感，行事十分小心，自我保護意識極強，也極其具有危害性。具體淡化措施如下：

一、打開心結

我的著作《情緒心理學》系統性地闡述了憂鬱恐懼形成的前因後果，並指出了消除恐懼的途徑，為你解開對恐懼的疑惑。本書不再贅述，讀者可以參考拙著。

二、擠出能量

如果排洩出體內的負能量，正能量的比例自然上升。老子說：「將欲取之，必先予之。」要把潛藏的負能量引出來，可用負能量做誘餌。這就是欲擒故縱、以毒攻毒的道理。

1. 大膽面對。在哪裡跌倒，就從哪裡爬起來。只有到熟悉的環境中去，才能釋放負能量，從而把丟失的正能量補回來。所謂熟悉的環境，即是指憂鬱的條件刺激。患者要大膽接受條件刺激，以及由其導致的條件反射，讓憂鬱情緒從潛意識層中大量釋放出來。如果反其道而行之，避開條件刺激，逃避熟悉環境，憂鬱陰影不僅不能淡化，反而會加重。

憂鬱症患者也有體驗，只要不出現恐懼源，就沒有恐懼的各種反應。沒有恐懼緊張，一般就不會出現軀體化反應。因此，他們會錯誤地認為，只要不緊張，不憂鬱，不出現軀體化，憂鬱的心理問題（這裡指心理陰影）慢慢就會好起來，因此他們變著方法逃避憂鬱。有的藉故逃離各種害怕的場景，如躲避工作、交友、上學、聚會、會議、彙報等等。這樣雖然暫時躲過了各種恐懼場景，卻導致長久的恐懼和不安。

患者還有體驗，只要換個生活或工作環境，即躲避條件刺激，就不會發生憂鬱反射。可跑了和尚跑不了廟，只要回到熟悉的環境，憂鬱又會「殺回老家」。結果又必然會引起內心自責和糾纏，造成極大的心理壓力，並強化憂鬱陰影。

2. 聰明迂迴。面對條件刺激，恐懼和緊張會源源不斷地湧現，但「怕歸怕，做歸做」。面對恐懼，並不是叫你拚命消滅恐懼，而是能做就做，做不了，就用點方法迂迴。如果實在迂迴不了，避重就輕，以減少憂鬱或避免傷害自尊為原則。因為你的目的不是為了與憂鬱較真，而是把自己的事做好。

假如恐懼感湧現後，你用理性去壓制它，必然消耗同等的正能量，並且使原來的恐懼感成倍增長。故而，壓抑情感將導致負能量增加，正能量喪失。要排洩負能量，就必須帶著恐懼和緊張去面對憂鬱的場景，因為每一次成功都能獲得一份自信。

3. 具體實施。遇到憂鬱場景，先讓憂鬱反射發生，即允許「發芽、開花」，但不允許「結果」。或者說，先接受條件刺激，讓憂鬱預感、憂鬱意識、輕微體化症湧現，之後立即轉移對憂鬱場景的注意力，迂迴繞過它，或者走為上策。

每一次預感的出現，都意味著憂鬱陰影中的恐懼被條件刺激「擠了」出去，即負能量被釋放了一次。只要不出現憂鬱惡果，恐懼的情結就減少了一部分負能量。換句話說，每一次憂鬱預感出現後，如果沒有發生「惡果」，或者即使有了「惡果」，但沒有鬱後糾結，你就獲得了正能量，你就增添了一份自信。長此以往，你就不再害怕條件刺激，就像小狗，每次響鈴都吃不到肉，漸漸地就對鈴聲失去了興趣。

現實生活是擠出負能量的最佳場所，所以憂鬱康復必須回歸現實，而不是逃避現實。

三、攝取正能量

要補充正能量，最直接的辦法就是從現實生活和自然界中攝取。

1. 享受文藝。透過欣賞好的文藝作品，如鼓舞人心、積極奮進、健康的經典影音、文學、藝術、戲劇、表演、舞蹈等精神食糧，打開心扉，獲取正能量。

2. 廣交朋友。結交一些樂觀進取、善解人意、正能量強大的好朋友。萬物負陰而抱陽。人的本能都喜歡靠近正能量，如向日葵，只有面向太陽才能生長；樹林裡的青藤，要想生存下來，只有纏上大樹才能爭取一絲陽光和雨露。請帶上一雙忠實的耳朵、一張微笑的臉、一顆真誠的心、一雙熱情的手，你就會交到許許多多的好朋友，就會獲得強大的正能量。

3. 奮發向上。努力進取，獲得成功。要擺好自己的位置，把工作做好，把家庭安頓好，爭取事業、家庭雙豐收。

4. 戶外活動。多參加戶外陽光健康的活動，如游泳、跑步、打球、散步、郊遊、跳舞等等。平時多親近大自然，高山流水、鳥語花香、陽光明媚、遼闊大海、草原、夜空等等，不僅能讓煩躁的心安靜下來，還能使自己的心胸開闊，虛心包容。

5. 樹立理想。有了人生信仰，你就會明白，為誰而活，怎樣去活。你就會定下心來，人生就有了主心骨，你就會明明白白地做人，踏踏實實地做事，就會堅忍不拔，勇猛精進。

6. 奉獻仁愛。「贈人玫瑰，手留餘香。」當你無私地把東西給予他人的同時，快樂感染了你我他。

你可能也曾有過這樣的體驗：當你做了一件很小的好事，如讓被抓的野生動物回歸大自然，牽盲人過街，扶老人行走，拾起草坪上的廢紙或菸頭，給人微笑等等，你都會覺得自己有股愛心在蕩漾。你的潛意識似乎在說，你是最棒的！感覺自己一下子變得高大起來，胸膛挺了起來。做了一點善事，就會得到獎賞，感覺好開心，心胸豁達起來；做了一點壞事，同樣也會受到懲罰，覺得心有不安、慚愧起來。只有理直才氣壯。只有自己認為有道理，你才有信心去說服別人。如果連自己都覺得毫無道理，覺得自己齷齪，連自己都看不起自己，哪有底氣去面對他人，又談何實力去征服世界？

「人在做，天在看。」這個「天」其實就是你的良心 —— 你的潛意識。潛意識是你全天候的朋友，它是一臺攝錄你日常生活的記錄儀。不管你做了什麼事，不管大事小事，它都會忠實地原原本本地記錄下來。你做過的壞事、好事，能瞞過別人，卻瞞不過自己的良心。因為它是一隻無處不在、想躲躲不過的「天眼」。你的天眼總是默默地守候在你的身邊，世界上沒有任何人能比它更關心、更了解你。你做了好事，它會為你鼓掌喝采，讓你挺起來；你若是做了壞事，對不起！它會毫不留情地譴責你，看不起你，使你抬不起頭來。

因此，古人才說「舉頭三尺有神明」、「若要人不知，除非己莫為」、「為人不做虧心事，不怕半夜鬼敲門」。世上沒有鬼神，全在人心；真心、假心，全靠人的良心！你的「天眼」保存了大量的資訊，包括你以前犯下的錯、受過的傷，它們可能成為影響你一生的記憶，或許成為你為人處世的警鐘和人生道路上的指南針，或許成為你的良師益友，或許變成你身邊最可怕的敵人。

與憂鬱糾結這麼久，受傷最深的不是別人，而是你的潛意識。所以你需要修復自己受傷的心，需要彌補失去的正能量。而這一切，其實很簡單：只要正大光明之心湧現，只要你擁有一顆仁愛之心，只要你做人做事問心無愧，那些可怕的記憶就不能左右你，恐懼的陰霾自會散去，你的形象自會高大，你的頭也能抬起來了，你的腰板也會挺起來了，破碎的心漸漸地得到了修補。

第十七章

康復失誤

第一節　憂鬱症為何久治不癒？

許多來訪者說：走出憂鬱怎麼這麼難？其中的原因是多方面的，有主觀原因，也有客觀原因。

主觀上，憂鬱症患者大都自以為是，固執己見，結果聰明反被聰明誤。事實上，一旦墮入了憂鬱的陷阱，猶如作繭自縛，一切掙扎都是徒勞。客觀上，憂鬱症離我們或遠或近，置身其內猶如闖入一座撲朔迷離的魔宮，怎麼找也找不到出口。

每個憂鬱症患者都嘗試了各種方法，結果都以失敗告終（生活中雖有不少憂鬱康復者，但也不是用什麼抗鬱之法好的，而是從源頭上採用攻心之術，不治自癒）。患者為此悲觀失望，無可奈何，憂鬱症也因此被稱為古今中外的難題。

難道憂鬱症真的沒有辦法克服嗎？當然有！任何疾病都能找到解決的途徑。顛覆傳統，採取逆向思考模式（反邏輯）的秋水理論已成為越來越多人的共識，使越來越多的憂鬱症患者擺脫了心理痛苦，走上了自我康復的軌道。

第二節　藥物治憂鬱，可靠嗎？

大部分憂鬱症患者堅信自己是生理上的疾病，而不認為自己有心理問題，所以不願意接受心理治療，情願住進醫院接受藥物治療。

假如憂鬱症是生理疾病，當然必須依靠藥物來治療。雖然一開始用藥不大習慣，但只要使用久了，慢慢就會成為自己的習慣。關鍵是服藥後人的各項心理和生理指標都改善了，憂鬱症似乎也會朝著良性方向發展，所以患者有理由相信：只要持之以恆地科學用藥，日久天長，憂鬱症就會完全康復。

但藥物不可能治癒憂鬱症，只能控制和穩定憂鬱情緒，調理生理功能，從而達到「假性」康復。有個求治了多年的患者寫道：

自己當年也曾使用藥物抗鬱，我的憂鬱才「由重轉輕」。「你的精神狀態好多了！」、「臉上有笑容了！」每當我聽到這些讚賞的話，我並不開心，反而哭笑不得。我每天使用藥物穩定情緒，裝模作樣地工作和生活，周旋於社交場合，表面上快樂了，但我心裡只有苦澀和恐懼。我能依靠藥物這條「假腿」走完我的人生旅程嗎？我能把這條「假腿」變為自己的真「腿」嗎？我能戴著假面具生活一輩子嗎？這一系列問題纏繞著我，讓我心煩意亂。以前憂鬱發作時，我會萬分痛苦，現在用藥物雖然不憂鬱，但我仍然痛苦，並且陷入了迷茫。我知道，藥物作為抗鬱的一種方式是必要的，但用多了也不靈，只有不停地換藥。當我得到了有效的心理輔導後，我慢慢地開始放棄了藥物，真正走向了康復。

事實上，不光是藥物，任何抗鬱的方法，包括各種暗示療法、無抽搐電痙攣治療、暴露法、放鬆法等都不能打開人的心結，因為心病只有心藥

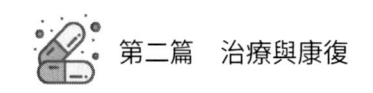

醫。憂鬱症是錯誤認知引起的心病，而這塊心病外在表現就是憂鬱情緒和它的軀體化。也就是說，暴露或者沒有暴露出來的憂鬱問題只是憂鬱症的症狀而已。藥物是針對憂鬱的症狀（如情緒低落、軀體化）調理的一種對症療法，充其量也只能是暫時抑制症狀的一種方式而已。

藥物療法或者電擊療法，怎能醫治人的思想認知問題呢？

做賊心虛導致的身體顫抖，只能假裝鎮靜自如，內心的坑坑窪窪，即使採用精美的包裝，用再好的藥物掩飾也只能是暫時的，終究是竹籃打水——一場空。就如房屋因基礎不牢引起牆體的裂縫，即使用再多的油漆去粉飾也只能暫時光鮮，久了，殘破的本相照樣暴露無遺。求人不如求己，與其用外來方法掩蓋憂鬱症狀，不如自己改變內心。花錢粉飾裂縫，不如把基礎夯實，這才是根本之道。因此藥物治療憂鬱症，不是長久之計。然而，不管什麼療法，在憂鬱症治療的初期作為一種方法是必要的，但在憂鬱症康復期，就必須摒棄，否則會阻礙憂鬱症的康復。

現在仍然有不少患者死死抓住藥物這根救命稻草不放手，他們幻想著這條「義肢」會變成他們的「真腿」。

第三節　換個環境會好嗎？

一名患有憂鬱的年輕人，去了很遠的地方工作，心想在人生地不熟的地方，即使遇到難堪也沒有人認識他，當然也沒人瞧不起他。感覺到了世外桃源，輕鬆自然，無憂無慮。但不久以後，憂鬱依舊，感覺比從前還要艱難和痛苦。他想回鄉，又怕沒臉再見江東父老。他感到茫然，為什麼剛去外邊一點都不憂鬱，可後來一切又變回到從前呢？

他一開始只是希望藉助改變生活環境來改善或治好自己的憂鬱，在外面工作的初期階段，感覺很開心，很少出現憂鬱。可好景不長，一個小小的打擊，一下就把他打回從前。他找了當地一家心理救助機構，不但沒有效果，心理負擔反而加重了。

年底回家過年，他意外發現自己一點都不憂鬱。他以為自己的憂鬱症奇蹟般地好了。然而，一場歡喜一場空。正當他躊躇滿志的時候，一個小小的誘因，又把他打回了從前。「憂鬱反覆了，又發作了！」他痛心疾首。

沒有心理陰影或憂鬱種子，就不存在憂鬱意識；有了種子，只須誘因具足，就會破土發芽。但無論在哪一種工作和生活環境中，都有一定的壓力，都會碰到不盡人意，甚至傷心的事。如果這種傷感情緒得不到及時發洩，久而久之照樣會憂鬱。只要對待憂鬱的認知有問題，或者對待壓力和情緒的認知和態度不改變，遇到打擊後，照樣會形成憂鬱陰影或憂鬱種子。

環境雖然變了，但錯誤認知沒有改變，病態心理沒有改變，憂鬱的記憶或種子沒有變，還會檢查自己的身心變化，還會監控和搜尋憂鬱的跡象。而任何身心反應都禁不起高解析度的檢查，一旦有什麼疑點，你立刻又會高度敏感和關注。結果憂鬱又來了。

為什麼許多憂鬱症患者會出現「不憂鬱的蜜月效應」？除了藥物的作用外，很多是因為轉移了注意力的緣故，就是把對熟悉的環境關注，轉移到相對生疏的一種環境上來。變換生活環境，意味著引起憂鬱的條件刺激發生了變化，由熟悉的場景轉移到陌生的場景。所以剛出外工作，過去建立起來的憂鬱反射因為條件刺激發生了改變，就不會導致憂鬱反射。而在

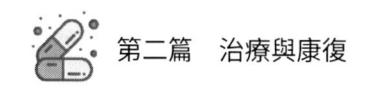

家鄉就不同，觸景生情，誘發憂鬱反射的條件刺激比比皆是，所以憂鬱反射相對活躍。

如果長期在外地工作生活環境下，老家建立的憂鬱反射就會進入暫時「冬眠」。如果這時突然回鄉，置身於熟悉的環境中，過去建立的憂鬱也會像冬眠的蛇一樣慢慢地甦醒。這就存在一個不憂鬱緩衝的過程。

綜上所述，變換環境雖然出現「不憂鬱的蜜月效應」，並不意味著憂鬱症的核心發生了轉變。只要對待憂鬱的錯誤態度未變，憂鬱陰影或憂鬱種子也絲毫未變。

第四節　讓自己樂觀起來

職場上很多患憂鬱症的人，他們逢場作戲，臉上總是掛著燦爛的笑容，以為這樣可以為人帶來陽光，也可以替自己增加熱度。

這種假裝，就如醜媳婦戴著假面具見公婆，雖然沒有被發現，但瞞得過今日，瞞不過明日，過後容易引起自責和糾結：總覺得自己不誠實，不敢表達自己，恨自己膽子小，不敢暴露，活得很委屈。每次逢場作戲時心裡更加發虛，生怕偽裝被揭穿，生怕露出真面目。一旦面具撕了下來，原形畢露後，其痛苦可想而知。

憂鬱症分幾種：

第一種：在外面受了委屈，不敢反抗，只能壓抑自己。但又不想偽裝，選擇逃避，躲到家裡折磨父母。

第二種：在外面受了委屈，或遇到壓力排解不了，很難過，但又怕被別人發現，還要假裝沒事。

第三種：客觀環境不允許，裝不下去，不得不暴露自己。也就是說，被命運殘酷地撕開了偽裝，把最不想袒露的隱私暴露給了大眾，可想而知，這是一種生不如死的痛苦。

有個知名諮商師幫人做了很多家庭調解。在外界看來陽光開朗，可是家庭問題一塌糊塗，女兒雙向憂鬱了，老公出軌了，鬧得滿城風雨，如今想裝都裝不了，想假也假不起來了。

憂鬱症人有三種類型：一是逃避型；二是假裝型；三是想裝但裝不了的憂鬱型。

第一種是讓家人痛苦的顯性憂鬱（或典型憂鬱），第二種是自己痛苦的隱性憂鬱，第三種是撕破了偽裝，如同被人扒光了衣服的憂鬱，這種憂鬱更加痛苦。

假裝樂觀地去面對生活，卻如醜媳婦帶著假面具去見公婆。雖然也「面對」了，但這種面對的代價比逃避還要痛苦一千倍！

有一點必須肯定，假裝樂觀，面對生活，為別人帶來開心，從某種意義上來說，這種假裝面對和逃避在家還是有一定區別的。比如最近有個公司職員跟我諮商：

來訪者：我覺得最近越來越有點情緒不能自控，道理都懂，就是拿不起，放不下，難為自己而已。

諮商師：心理學不是講大道理，而是展示看不見的被人忽略的小道理。

來訪者：知道心理學貴在解惑。有些時候心裡苦，不想訴說，明明想哭，偏偏要笑著，苦啊。

諮商師：這是表演和偽裝導致的。

來訪者：人都有兩面甚至好幾面，以前再煩，在外面，特別在顧客面前，我都會表現得很好，可最近我發現我做不到了。想哭，沒有眼淚，裝笑，又笑不出來。不知道自己該如何去面對？

假如醜媳婦見公婆，不想戴面具，但又怕自己受不了，怎麼辦？

先去見公婆再說，等公婆盯著你臉看，再用手或什麼東西遮擋下醜臉。這樣做雖然也用了方法偽裝，但這是面對後不得已而為之，是一種見機行事的做法。雖然也是逃，也逃得偉大逃得光榮。假如患者不想逃避在家，也不想偽裝自己，更不想把自己的真實暴露在大眾視線之中，有沒有別的路可走嗎？

有！採用「大膽面對，聰明迂迴」的戰術。

第五節　忙起來，就沒時間憂鬱了？

看到身邊的憂鬱症者萎靡不振，不願動，一些好心人就會勸患者：「你只要忙起來，就沒時間憂鬱了。」

這話聽起來很有道理，但憂鬱症患者卻不會認同。因為他們一點都不閒，相反，他們的計畫滿滿的，只是因為陷入了精神內耗（或心理對抗）才變得沒有力氣爬起來做事。

運動，忙碌，交友，飲酒等，的確可以達到散心和忘憂，但在夜深人靜時，相同的問題還會油然而起，讓你無法招架，夜裡無眠。

「不要讓自己閒著，無聊就會想無聊的事……」這些道理，我們早就知道，也是這樣做的，但我們努力卻適得其反。

我們的大腦沒有一天不在窮思竭慮，我們的身體沒有一日不在拚命掙扎，可是我們就像一隻蒼蠅，被一張無形的蛛網黏住了，全身無力，無法動彈。

患者說：我只想躺下休息，難道有錯嗎？

我們知道，身體累了，躺下休息就可以。如果心累了，躺下休息，反而為「內耗」提供溫床。

對憂鬱症患者來說，最好的休息就是參加稍微劇烈點的運動，如羽毛球、游泳、跑步、舞蹈等，當然同頻共振的音樂、傾訴性聊天也是不錯的選擇。

憂鬱症患者就像一隻誤闖進房子裡的小鳥，一開始是快樂的，後來因為死也飛不出去，反而一次次被看不見的玻璃折傷翅膀，備感憂傷，變成憤怒和憂鬱的小鳥。

儘管小鳥也是憑著經驗和本能，朝著光亮的窗戶飛過去，以為那就是希望之光，就如正常人叫我們忙起來，不要讓自己閒著，無聊就會想無聊的事……這些道理，我們都懂，也是這樣做的，但我們的努力和結局卻適得其反。如此，患者還要朝著自以為正確的方式繼續衝刺嗎？

須知眼睛會騙人，因為看不到隱性的阻力，除非戴上心靈的眼鏡。憂鬱症者的大腦沒有一天不在窮思竭慮，不在拚命掙扎，想衝破這個隱性的銅牆鐵壁。我們就像一隻被蛛網黏住了的蒼蠅，無法動彈，任何掙扎都是踐踏自己。

為什麼老天要折磨一個勤勞勇敢、積極向上的人？

請上天給我一雙慧眼吧！這是 2008 年之前，當我被憂鬱這張大網牢牢困住的時候，我一次次向蒼天發出的叩問。

一本傳統故事書擦亮了我的眼睛，讓我看清了這張籠罩我身心的隱形大網，我這才豁然開悟。

原來我一直都被世俗偏見和所謂的道理帶偏了節奏，就像陷入黑咕隆咚的山洞，找不到出口，我們都以為只要手裡有個火把，就能找到洞口，就能活著出去，結果火把掩蓋了洞口的光。幸好我聽過一個類似「燈下黑」的故事，才讓我活著走了出去。

如何在迷宮中找到出口？千萬不要被眼前的誘惑或想當然的結果帶亂了自己的節奏。此時任何急躁都無濟於事，反而會讓你失去方寸。一次次發瘋似的左衝右突，都是在做無用功，而且還會消耗寶貴的能量，讓自己提前倒下。這時候一定要冷靜下來，給自己一點稍安勿躁的時間，也許驀然回首的那一剎，你會隱約發現遠處一絲生命的微光。

憂鬱症患者因為執著於自我的世界，以至於看不到事實的真相。這就是蘇軾寫的「不識廬山真面目，只緣身在此山中」。

朝著相反的方向去思考，不要總沿著自認為合理的方向去想。只有逆向思考，不是想當然，才能走出憂鬱。

世人遇到煩惱之事，無非有兩種處理方式：一是當下能解決就解決，暫時解決不了，先留著，繼續投入生活，有機會再幹掉它；二是非要當下就幹掉它，不想拖延，結果反被煩惱牢牢纏住。

第一種人肯定是正常人，第二種人可能會變成憂鬱症患者。其實，第二種人就是作繭自縛，自己把自己牢牢地困死。

因此，秋水理論發現，憂鬱症就是對憂鬱的憂鬱。

只有逆向思考，才能真正走出憂鬱。

不解決如鯁在喉的想法問題，任何療法都發揮不了真正的作用，最多暫時有效。不是想當然，也不是讓自己忙起來，只有在正確思考的引導下，才能找到光明，才能重新站立起來！

第六節　治好憂鬱一定要暴露自己嗎？

在很多人的心裡，憂鬱症被汙名化：精神病、潛在暴力狂……

一旦被貼上精神疾病的標籤，就會影響學業、工作、交友，以及將來組建家庭，而且不管自己承不承認，介不介意都會受到影響。比如現在很多學校在對學生進行篩查，一經發現有憂鬱傾向就會面臨被勸退的危險，這對許多孩子和家庭來說無疑是災難。

還有許多企業單位，也在用人問題上進行嚴格過濾，一旦發現心理有問題，就可能被辭退，這種做法對本來就痛苦的「憂鬱」者來說無異雪上加霜。

為了不被他人歧視，為了保持基本生活需求的穩定，為了不替身邊的人帶來壓力，絕大部分憂鬱者也只能緘默其口，嚴嚴實實地偽裝或者躲起來。因此很多憂鬱的青少年都選擇躲在家裡，但大部分成年人，尤其有一定知名度的憂鬱者，會把極度的悲傷藏在歡樂的背後。

有人說，一燈能除千年暗。如果讓憂鬱的心靈赤裸裸地暴露在光天化日之下，陰暗潮溼的心一下子見到了光明，陰霾被陽光驅散，積壓已久的憂鬱情緒能得到極大釋放。是啊，扯下遮羞布，突破病恥感，看起來有利於憂鬱症的治療。

如果憂鬱症患者把壓抑已久的情緒宣洩了，或者把自己患病的真實情況告訴了別人，撕開「偽裝」，扯下遮羞布，讓掩埋很久的隱祕暴露在外，無疑對憂鬱症的治療會有幫助。

暴風雨後的寧靜，幾年、十幾年，甚至幾十年一直被掩蓋的憂鬱情結像冰塊一樣徹底地暴露在陽光下。冰凍的心融化了，思想枷鎖徹底解放了，內心豁然開朗了。雖然會有一陣椎心的疼痛，想想自己以前藏著掖著，每天提心吊膽，苦苦折磨和掙扎，乾脆一次性暴露，再也不用偽裝了，豈不是更痛快！

有人擔心在強大的社會壓力下，患者還能生存嗎？你又沒做虧心事，相比之下，憂鬱症算什麼呢？更何況短暫的劇痛是為了長久的開心幸福，何樂而不為呢？上面的突破計畫，看起來合乎心理治療的邏輯，其實不然。突破要符合現實。所謂的現實，是指不傷害自尊，也就是說突破是有底線的，不是盲目地蠻幹。

譬如，拆彈專家需要突破的是尚未爆炸的炸彈，而不是正在爆炸的炸彈；司機需要突破的是勇於駕駛，而不是突破勇於製造交通事故；電工需要突破的是勇於操作電器，而不是突破勇於被電死；憂鬱症患者需要突破的是勇於面對現實，勇於面對憂鬱，而不是突破勇於發生憂鬱，勇於暴露自己的隱情和醜態。

即使電視播放了你有憂鬱症的隱情，但你依然不敢暴露憂鬱的實情，最多承認自己有憂鬱症（這跟一個人承認自己會放屁但不會暴露自己放屁的道理是一樣的），反而更加忌諱、逃避、掩蓋你的憂鬱；即使大家都看到你憂鬱發作的困窘影片，但人皆有之的愛美天性，也會讓你掩蓋憂鬱。

只要你認為精神病（因為醫生說憂鬱症就是精神病）是醜的，是與大眾審美標準格格不入的，你就會覺得憂鬱低人一等，因為人人都有隨波逐流的心理和行為傾向。

「少見多怪，多見不怪」乃社會現象。大家都能正常生活，開開心心上班，只有少數人行為怪異，痛苦萬分，自然成了眾人關注、取笑或歧視的對象。如果大多數人是這樣，就另當別論。即使你曝光了，即使大家都知道你有憂鬱症，只要你是一個有頭有臉，有七情六慾，做人有尊嚴的人，你就懂得遮醜和保護自己的隱私。難道「精神病」和「潛在暴力狂」的別稱，不算丟人現眼嗎？

許多研究者和媒體宣稱，憂鬱者患者只要突破病恥感，憂鬱症就好了一大半。

胡說！只要人不怕死，沒有什麼不敢做的；只要人不要臉，豈會在乎憂鬱？可世上有幾人不要自己的臉面？真正的突破，是帶著憂鬱的恐懼心理去生活。真正的解脫不是勇於暴露憂鬱，對憂鬱不在乎，而是發生憂鬱後不再責怪自己，不再思前想後，不再評價討論，不再糾纏不休，盡量讓自己不安的情緒平靜下來。

第七節　放過自己

我母親在世的時候，為了緩和關係，我一次次討好家人，假裝對別人非常好，「包容」他們的種種「不是」，但這樣做，真的難為自己，我每天忍氣吞聲，心在滴血。

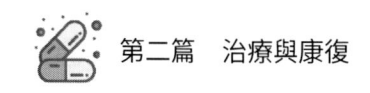

母親去世後，我突然明白，我之所以忍受他們，說明我無法接受他們，我的心胸狹隘，缺乏寬容的心。我以為如此討好家人，他們肯定會等價回報，但事實上不是這樣。我更加不安，總以為他們不知好歹。現在想來，我的心思全被人家看穿了，怪不得別人不以為然，無動於衷。

其實你的真心假心，別人一眼就能看出來，只是我自己不知道罷了。我雖然選擇放過別人，但不是出於我的本意，因為我不能放過自己。我的內心很想發怒，卻被我一次次壓抑。我總是勸自己放過別人，而代價是以自己的軀體做防禦，傷害的還是我自己。怪不得我的情緒低落，精神不振，身體軟綿無力。

也許有人會問：越王勾踐被吳王夫差殘酷地折磨，依然百般獻媚討好吳王，而吳王為何卻沒有看透越王的虛情假意？

勾踐討好吳王後，過後不會因自己卑微討好夫差而自責，因為他是發自內心想討好吳王，這樣才能獲得夫差的信任，放他回國。所以越王心甘情願這樣做，不會壓抑自己的內心。果真，勾踐的真心誠意最終贏得了吳王的信任，沒有殺他，還讓他回國繼續做越王。

然而，討好家人，我只會自責，更加難過，因為這不是我的本意，我只是想換取他們的友好態度。而且每次討好後，我都會傷心難過，恨自己的命怎麼這麼苦？如果多幾個兄弟，自己就不至於這麼委曲求全……所以我心不甘，情不願，壓抑自己的內心，假裝示好，當然結果也適得其反，反而讓家人更加惱怒。

當你要選擇放過別人之前，一定要先放過自己。不管自己有什麼錯，首先接納存在的一切。比如來自內心的不好想法、憤怒的衝動，我們都必須允許、寬容和放過，而不是遏制或排斥，否則問題會更嚴重。就如從正面堵截黃河一樣，容易導致洪水氾濫，釀成災難。

同樣，來自外界的傷害，比如受到別人的藐視、嘲諷或打擊，或曾經犯下的錯，我們也要放過和原諒自己，因為發生了的就是歷史，歷史是不能倒流的，痛苦是難免的，存在就是合理的。只有學會先愛自己，放過自己，才有實力愛別人，放過別人。如果連自己都不愛，連自己都不能寬容，還談什麼大度地去寬容別人？即使你逼著自己寬容別人，結果也會適得其反。只有接納、放過自己，內心才會真正坦然和自在，別人也會真正放過你。

只有先修好自己，放過自己，才能改變世界。只有先學好本事，你才有能力去幫助別人。只有學會愛自己，才有資格愛別人。你連自己都不愛了，自己都沒能力了，怎麼有資格去愛別人？即使你表現出了愛，也是言不由衷，不是發自內心的，而是看不慣別人，想改變別人，生怕別人替你帶來麻煩。

第八節　如何理解允許憂鬱？

「允許憂鬱」是一個沉重而又必須面對的話題。「允許憂鬱」就是接納憂鬱症，即對現狀的坦然接受。回想起來，我的康復也是允許了憂鬱，才走上了自我康復的軌道。

患者和正常人只有一步之隔，就是是否允許自己有憂鬱。如果跨過這一鴻溝，憂鬱症的心理疙瘩一下就會解開。憂鬱症不過是一件外衣，勇敢地甩脫這件披了很久的「外套」，做一個「有憂鬱症狀的正常人」！

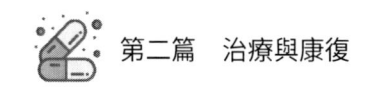

叫你大大方方地暴露憂鬱問題，恐怕需要萬分的勇氣，倘若叫你事後允許憂鬱，應該輕而易舉吧？只要沒有心理糾纏，我願意做一個帶著憂鬱症狀最多的正常人！想到這，我突然恍然大悟！糾結了那麼長的時間，不就是不願接受這個客觀現實嗎？可是在事實面前，誰又能躲得過呢？

我終於從整體上徹底放棄了抗鬱的念頭，坦然接受自己有憂鬱的現狀，完全投入生活中去。所謂「坦然接受憂鬱」，實際上就是無條件地允許憂鬱。從局部來說，與憂鬱的爭鬥還是難免的，對抗憂鬱，糾結憂鬱也時有發生，這個過程符合「事物總是在矛盾中迂迴前進」的發展規律。

正常人允許憂鬱，勇於面對，勇於藐視憂鬱，是因為他們確信自己能駕馭憂鬱。雖然正常人有時也會察覺自己有憂鬱，可是他們從沒有「不要憂鬱」的願望和努力，沒有擔心憂鬱的心理負擔，沒有臨場的緊張和猶豫，言行舉止自然而輕鬆。也就是說，正常人鬱前藐視憂鬱，鬱後接納憂鬱。

憂鬱症患者總是擔心發生憂鬱後會為自己和家人造成各式各樣的損失，幻想著這種顧慮有朝一日能夠消除，幻想著只要完全允許由憂鬱造成的物質損失，對憂鬱的恐懼感就會消失……患者真能捨棄名利嗎？

只要勇於面對（不是戴著假面具），證明你已經允許了憂鬱，這就是策略上藐視憂鬱。但是，藐視憂鬱絕不意味著任由憂鬱症發生，而是在具體操作中盡量避免憂鬱的發生！這就是在戰術上重視憂鬱。

只要盡力了，即使發生了憂鬱也無妨。這就是鬱後一律允許憂鬱。這好比，司機只要勇於上車，就藐視了交通事故的小機率事件。但駕駛過程中，司機絕不能馬虎，而應重視交通安全。如果萬一發生了交通事故，不接受也要接受。這才是患者必須採取的正確態度。

所以，允許憂鬱的真正含義是：鬱前允許各種預期心理，鬱中阻止惡性憂鬱的發生，鬱後接受發生了的一切。這好比，既要允許滔滔黃河東逝水，但也絕不允許黃河氾濫成災。如果不幸發生了災難，只能接受現實。

第九節　他的憂鬱康復了嗎？

網路上有個發文者寫道：

2015 年，我被查出重度憂鬱症。透過服藥和諮商後，我的憂鬱症徹底康復了。感覺生活是豐富且有色彩的，慾望也全部回來了，能吃能喝，而且也會有完美的性生活，記憶力完全恢復，開始能夠接納自己的不足，開始允許自己有攻擊性，生理狀態有明顯變化。

我想問：靠藥物維持，沒有出現憂鬱症狀，這算徹底康復？憂鬱症真正的康復，是想法徹底解放，心結已開，真正走出來了，並且淤堵的負面情緒完全得到釋放。

網路上見過不少自稱「康復了幾年」後又復發的。我們來談談什麼是「復發」。

眾所周知，失眠者在服用安眠藥後，睡眠很快能恢復正常，許多人開始誤判自己的失眠好了，康復了。然而親身體驗告訴自己，這只是一種靠藥物維持的假性康復現象。一旦停藥，失眠反覆，症狀依舊，而且比服藥前更加嚴重。

還有一種，失眠經過藥物和攻心雙管齊下的治療後，能正確認識失眠，並完全接受失眠的事實，在漸進停藥後，睡眠漸漸恢復正常，即使以後偶爾還會失眠，也不會糾結（因為自己知道這是理所當然的，是人皆有之的），這才是真正的康復。

我們再來看看憂鬱。憂鬱是人皆有之的一種低落的情緒反應或心境。憂鬱症則是一種心理、生理上和行為上同時出現異常的病，這種病很糟糕，因為它「傷著皮，連著筋」。

有人說，憂鬱只是心靈感冒，這句話有對也有錯。對的是，憂鬱情緒的確就像感冒一樣。生活中每個人對環境的免疫力都不同，免疫差的容易感冒。同樣，在生活中受了打擊，所有的人都會難過一陣子。有的慢慢會想開，有的可能從此一蹶不振，頹廢憂鬱起來。也就是說，負面情緒長久得不到發洩，就會淤堵為憂鬱情緒。有了憂鬱情緒，就像患了感冒一樣，讓人難受。但如果得了憂鬱症，就不像感冒那麼簡單。

憂鬱情緒和憂鬱症是兩個相似卻本質完全不同的概念。我在網路接觸過成千上萬的憂鬱症患者，他們的感受我清楚，很多人自己搞不清狀況，時不時有人宣告「我的憂鬱症康復了」。

我問他：你是怎麼證明自己好了呢？對方回答：我沒有症狀了，神清氣爽，好久沒有出現症狀，原先的憂鬱症狀全部恢復正常，這還不算徹底康復了嗎？

我再問：你現在服藥了嗎？對方沉默不語。

在藥物控制下，憂鬱症就像妖魔被裝進潘朵拉盒子不能亂動，一旦盒子被打開了呢？何況遲早它會打開！因為任何藥物服用時間久了都有抗藥性 —— 失效了。科學治療，應該是三管齊下：藥物控制、心理介入和社會支持，三者缺一不可。從發文者的情形來看，很有可能就屬於假性康

復 —— 靠藥物維持的所謂「康復」。

憂鬱康復者，也和正常人一樣，每天掛著笑容，當然每天陰沉著臉，都不是正常的。一進一退乃人生。真正的康復，首先必須是想法解放了，心結開啟了，並且在停藥（而不是服藥）幾年後，憂鬱症的典型症狀全無，這才可能是憂鬱症康復者。

雖然有時候也會有些不開心，情緒低落，甚至還會出現一些生理反應，這只是康復途中必要的程序，這跟復發是兩碼事。雖然都呈現症狀，但復發是無休止地週期性呈現症狀，康復途中呈現的症狀是有限度的 —— 呈現多了，以後就不會再呈現了，就如火山噴發能量，噴發多了，就會變成沒有能量的死火山。

更重要的就是，在身心狀態好的時候認為自己的憂鬱症康復，並不真實，也毫無意義。要在自己身心狀態不好的時候，能夠理解和接納自己，並且讓自己的心情很快平靜下來，這才是無價之寶。

第十節　從健美冠軍自殺想到的

2022 年 1 月 20 日，圈內朋友爆料，著名健身模特兒和教練、曾經多次奪得國家冠軍的朱某，因憂鬱症而去世，年僅 35 歲。許多網友都在朱某的微博上表示哀悼，為她的死而惋惜。

朱某生前坦言曾患有憂鬱症，並不斷服用抗鬱的藥物。

從網路上流傳的影片可以看出，朱某看上去很開朗，說話也很多，臉

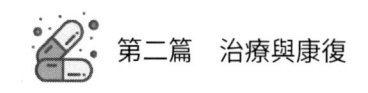

上總是掛著甜美的微笑。

「都說憂鬱症很痛苦，不好治，可是我好了，我康復了，所以我想把我的經歷分享給更多人，讓更多患者走出憂鬱。」

然而她的一番坦言，只是在她「抗鬱成功」後公布的，而不是在病症發作期間。這是否有自我炒作的嫌疑，或者一廂情願地認為藥物就可以治好憂鬱？「我」就是最好的證明！

其實，尤其在社交平臺，越來越多的所謂憂鬱症康復者，他們現身說法，鼓勵大家吃藥抗鬱，要勇敢地面對現實……

令人費解的是，時隔兩年，朱某這位「抗鬱」明星，一度被公眾認定為憂鬱症康復者，最後還是因為憂鬱症急急忙忙地離開了不想苟活的世界，讓人不禁感嘆憂鬱症的殘酷與恐怖。

憂鬱症真的殘酷可怕嗎？網路上和現實生活中，不是經常看到憂鬱症患者康復者嗎？我們也可以看到，一些自稱憂鬱症康復者最終也像朱某一樣選擇了告別。真是讓人匪夷所思。

從事多年憂鬱症研究的一位心理專家在他的文章中寫道：現在有太多像朱某這樣的患者，他們到處分享自己被治癒的經驗（主要就是要堅持長期服藥），甚至成立了一些組織，到處鼓勵憂鬱症患者要勇於面對，有的甚至成了網紅，有的甚至成了「憂鬱症治療專家」。可不幸的是，這些網紅、「抗鬱」專家的憂鬱症並沒治好，有的還越來越嚴重。

2007 年，一位非常著名的憂鬱症患者在一次國際性的心理治療大會上講他是怎麼被治癒的。可他現在還在服藥治療！他們一次次被治癒，卻一直長期服藥，可最終就是這樣的結果！朱某只是其中的一位。

所以朱某的抗鬱治療，是憂鬱症治療的一個縮影。

對外界的假裝，對自己的狠和拚，是憂鬱症患者最大的特點，也是把自己逼進死亡的最危險、最狠的手段。

電視臺在 2021 年連續播放了多集「我們如何對抗憂鬱」節目，仍然在為憂鬱症治療「尋找精準醫學之路」。

人們禁不住想問電視臺究竟是給大眾正面的引導，還是負面的誤導？從抗鬱明星朱某一度宣告自己的憂鬱症康復，卻仍然在服藥，最後走向自殺，無疑給醫學和電視臺打了一記響亮的耳光。

既然憂鬱症宣告被治癒，為何還是要選擇自殺？醫學界始終不肯承認：藥物和電痙攣治療等醫學治療方式根本治不好憂鬱症，只能控制憂鬱症狀和情緒。

雖然我們承認藥物可以挽救憂鬱症患者的生命，但必須承認：藥物不能治好憂鬱症，因為藥物不能從根本上解決憂鬱症的源頭問題。

憂鬱症相當程度上是心理原因導致的生理問題，軀體化反作用於心理。不從心理源頭上去疏導，而是從表象下手，這只能算是症狀性治療，而不是對因治療。

眾所周知，西醫只是針對人的疾病進行治療；中醫則針對生病的人進行治療。一個是對症，一個是對因，孰輕孰重，不言而喻。

然而，主流的抗鬱之法竟然放棄中醫之根本，照搬西方醫學模式，讓數以萬計的憂鬱症患者陷入治標不治本的惡性循環中。我們應該盡快廢除現行向西醫一邊倒的「抗鬱」之策，恢復「中醫思想＋心理學＋醫學抗鬱」之策，東西方文化和中西醫共同扛起治鬱的重任。

第十一節　再論藥物能治癒憂鬱症

某日與某心理專家在社交群組交流，他的觀點讓我感到驚訝。之所謂寫出來給予反駁，是因為這個觀點其實代表了絕大多數醫學人士的觀點，對患者的誤導極大。憂鬱症尤其是嚴重的精神病，服藥是必須的，可以暫時控制病情，防止極端行為發生。但這些藥物不能治癒憂鬱症或精神病，如果有人鼓吹藥物可以治癒憂鬱症（不需要用藥物維持），這是極不負責的行為。

某醫學專家說：心病還要心藥醫，心藥就是治心的藥物，尤其中藥。唯物主義認為，物質決定意識，改變疏通精神病患者的神經經絡內的物質障礙，可以重振患者的精神狀態，因此用疏通神經經絡的中藥，可以從根本上治癒精神病。就像一個城市的下水道堵住了，到處是汙水，城市的精神面貌肯定是不好的。當一個人神經經絡堵住了，情緒垃圾排不出來，精神面貌也肯定好不了，因此用藥物疏通神經經絡，對治癒精神病是有效的。

「只要把人的情緒疏通了，人就快樂了，憂鬱症就好了。」這個觀點我不敢苟同。眾所周知，接受過藥物治療的憂鬱症患者，一開始大都感覺神志恢復，氣血暢通，但為何離開了藥物，憂鬱症就會照舊發作呢？

要知道人的精神問題大都是因為受到打擊而導致的，因此很多患者不敢面對現實（即使有些人迫於生計，假裝笑著面對，也是強忍，消耗生命能量），因為現實令人抓狂，讓其想起從前傷心的畫面。也就是說，他自己不想醒來，不敢睜開眼睛面對現實，寧可選擇遺忘或沉默，從而切斷記憶和聯想。

就像家庭用電，如果超負荷，開關就會自動斷電，從而避免火災發生。如果強行把電接上，容易導致短路引起火災。同理，如果老是揭開憂鬱症患者的傷口，後果會很嚴重。

一味地用藥物拓通病人淤堵的情緒，激發其快樂的因子，使其忘記傷痛，精神抖擻，看似快樂正常，但人總會醒來，終歸要面對現實，最後結果會如何呢？

唐代李後主，因為國破家亡，留下了千古名句：「故國不堪回首月明中……」人雖活著，心卻死了，情何以堪？何以解憂？唯有杜康。讓自己喝個一醉方休。

為什麼有人逃到深山老林修行？因為不想面對現實，現實太痛苦，太糾心了。

情緒治療應該順其自然，該痛苦就得痛苦，該高興就得高興。那些抗憂鬱的快樂興奮劑、安眠藥能解決根本問題嗎？這種治療無異逃避現實。

你說中藥可以治心，這個甚是荒謬。我記得有個著名的精神病學專家在電視臺也把「心病心藥醫」解讀為心理疾病必須用治心的藥物——諸如抗憂鬱或抗焦慮的精神病藥治療。

我接過一個案例，女士的老公把他們共同打拚賺來的錢捲走，帶著小三遠走高飛，來訪者氣不打一處來，吃什麼藥也不管用。除非把她一下麻倒，不省人事，否則睜開眼她就會痛心疾首。想到自己辛辛苦苦賺來的血汗錢被老公拿去養小三，如果藥物管用，我可以轉介給你。

事實上，憂鬱症，該用藥就用藥，比如頭暈，肚子痛，就得用藥緩解痛苦。如果起因為社會矛盾，就得解決矛盾問題，比如渣男把錢捲走，女人就要用法律捍衛自己的權益。如果屬於心理問題，就要採取心理介入。

凡事不能一刀切，只有多管齊下，才有望標本兼治。

其實，女士的「心病」很簡單，只要把渣男和小三逮住，將他們繩之以法，女士就解氣了，心病就好了。

憂鬱症的原因很複雜，我們既要從結果下手，更要從源頭去分析和整理。能解決源頭（心頭之患）就解決，不能解決，盡量解決它所致的後果。這就是佛經說的斷惡修善。

盡量做好自己的心理輔導，如果還是不行，對方非得要出口氣，非要把錢弄回家，非得將渣男繩之以法，就另當別論。

因為這不是心理諮商師所能解決的，而是法律問題。女士說自己每天都萎靡不振，每天都有情緒化，你說透過吃藥能夠讓她振作起來，像正常人一樣面對現實嗎？藥物可以發揮打開心鎖的作用嗎？

藥物它只能幫助患者控制情緒，心理輔導則幫助患者科學管理情緒。前者是堵，後者解鈴還須繫鈴人，從哪裡跌倒就從哪裡爬起來。

你說城市的下水道不堵了，物質條件好了，人們的精神生活就會提高層次。雖然物質決定意識，但物質的絕對化行不通，唯心論的絕對也不行。

提高城市的精神文明素養層次，不僅僅靠物質的改善，而必須透過精神文明建設的普及，軟硬兼施，雙管齊下，才能收到更大的成效。

比如吸菸，現在我們的生活好了，懂得愛惜身體，重視保養，把煙戒了，但很多有錢人卻照樣吸菸甚至吸毒。

按照你的邏輯，只要物質提升上去了，人的精神面貌就好了；只要有錢了，人就幸福，有錢的人應該比沒什麼錢的人要活得更幸福。可現實中不是這樣。我們發現，以前過窮日子的時候夜不閉戶，人們互相串門，歡聲笑語，如今過上了好日子，家家卻出門一把鎖，人與人之間多了一道道的虛偽、冷漠和防禦。

毫無疑問，沒有錢，肯定不能幸福。窮得天天餓著肚子，還能開心幸福嗎？但有錢不一定就會開心，就像有的國家雖然比別人窮，但幸福指數不一定會比別人低。

人的幸福有兩種：一個是物質上的，一個是精神上的。有錢人雖然吃得好，穿得好，玩得好，但精神層面不一定快樂，甚至往往比普通人更痛苦。比如有錢人晚上想得多，容易失眠，而普通人尤其是從事高強度的勞動者睡得更香甜。

有錢人生怕別人偷他的錢，搶他的錢，生怕別人謀害他，生怕自己會生病，會死掉，一天到晚擔心害怕。而沒有什麼錢的人，吃飽了喝足了，什麼都不想，生活簡單，日出而作，日落而息，餓了就吃，睏了就睡。你說哪種人更幸福呢？

光盯住表面的果，不去切斷背後的因，能治本嗎？就像割韭菜，不連根拔起來，就會越割越瘋長。

中醫的理念是痛則不通，通則不痛，這裡包括兩層意思：一是要疏通身體的經絡，讓氣血貫通，淤堵之痛就會緩解；另一層意思是，凡事都要想通，否則人就會痛苦。只有心甘情願，而不是心不甘，情不願，活得才會開心。

雖然我不學中醫，但跟中醫有過接觸。我經常傾聽我的忘年之交——中醫世家張宏昌老先生講述的中醫觀點。

中醫講究辨證論治，辨證在前，治療在後。你只是講了中醫對病症本身的治療，沒有談到中醫的對因治療——對生病的人，即人的想法進行治療，恰恰是對「因」的辨證論，才是中醫的靈魂，也是中西醫最根本的不同。

事實上，中醫治病，不光對症下藥，更會探尋患者背後是怎麼做的。

比如胃痛，西醫著重從症狀下手，中醫對症下藥的同時，著重從飲食和生活方式下手，防止病從口入，囑咐患者注意飲食和生活方式，切斷發病的源頭機制，是中醫治療的理念。

至於你說的下水道問題，確實跟人體氣血運行一樣，一旦出現堵塞，就要清理。比如透過經絡穴位針灸療法，疏通氣血。但你忽略了一個關鍵的東西，光從淤堵這個症狀下手，忽略其背後的原因。

為何老是堵塞？是不是下水道的設計不科學，或者有人不講文明，把垃圾倒入其中？要從原因下手。清理淤堵，確實可以立竿見影，讓下水道暢通，但根本問題得不到解決 —— 不久後又會出現同樣的問題。

比如下水道口徑太小了，汙水倒灌，有人亂倒垃圾……怎麼辦？該清理的清理，該重新規劃的就得規劃，該做教育宣導的就得去做。

通俗地說，治理表面現象遠遠不夠，還須找到病因。

如果有人誹謗你偷了他家的東西，讓你背黑鍋，怎麼辦？你感覺到壓力很大，情緒壓抑，天天喝酒，每天針灸吃藥，大喊大叫地宣洩情緒，旅遊或郊外散心，這些自我安慰的快樂法、宣洩法，的確可以讓你暫時忘憂，但能解決根本問題嗎？

心病心藥醫，一定要打開心結，從源頭上找到問題的鑰匙，用開心的語言，比如提供證據，澄清事實，消除別人對你的懷疑。

總之，要從源頭上，從因果關係下手，而不是僅僅處理它的果。

醫學不同於心理學。醫學是客觀的，是一種科學，而心理學不是科學，它是主觀心理和思想結構層面的一門學科。

希望越大，付出越多，痛苦、恐懼也將成倍地增長。這一切都是因為治標不治本。

第十二節　心理介入的「標靶」

憂鬱症的心理介入，並不是幫助患者解決後顧之憂，比如債務危機引起的憂鬱，我們不是幫他還債；因工作平庸而憂鬱，我們不是幫他提高勝任工作的能力；慢病憂鬱，我們不是幫他治癒疾病；失親憂鬱，我們不是幫他解決親人死而復生；因失戀陷於自殺危機，並非幫助他（她）找回愛情……

我們主要解決的是安撫人心，幫他們解決致鬱的心理困擾問題，尤其是看問題的思考方式。憂鬱症的心理介入治療，不是解決憂鬱症狀，而是解決症狀背後的因：為何揪著症狀不放？或者說，我們不是消除導致心理傷害的客觀原因，我們只是幫助來訪者消除因客觀原因後形成憂鬱的中介因素——從中推波助瀾的個人主觀因素。比如因破產而憂鬱的來訪者，諮商師可以從兩個認知層次幫助來訪者。

一是幫助來訪者消除因破產而耿耿於懷。比如「我」怎麼會破產呢？「我」怎麼這麼倒楣呢？如果當初「我」不去投資那個案子就不會損失那麼慘，如果當初「我」……如果不去消除這個主觀態度，破產後就會很快並且高強度地形成憂鬱情緒。

二是幫助來訪者消除因憂鬱而耿耿於懷。比如「我」為何會憂鬱？

「我」怎麼這麼沒用，一點壓力都扛不住？如果不消除這個主觀態度，來訪者就會展開下一步的行動，這讓他滑向憂鬱症的深淵。接著與這種憂鬱情緒進行對抗，導致憂鬱加劇，使憂鬱由常態心理走向病態心理，由單純心理走向複雜心理。有了病態心理後，憂鬱者才算是憂鬱症患者。

當然，在心理治療獲得成功後，憂鬱者雖然不會再因發生憂鬱而耿耿於懷，但病態性憂鬱還會在一定時期內長期存在，因為憂鬱陰影需要時間去淡化。

治療憂鬱症，不是治療憂鬱情緒包括它帶來的生理紊亂，而是治療怕憂鬱糾纏的心理，改變對抗憂鬱的錯誤理解和態度。

第十三節　跳出「抗鬱」的思維

有個女孩一天到晚懷疑自己有病，其實她是因為過度關注引起的「病」。因為成績遲遲上不去，感覺壓力很大。她很想讀書，卻害怕去讀書，因為學校和教室讓她感到窒息一般的痛苦。

人的本能都是趨吉避凶。為了躲避痛苦，她需要一個說服自己和父母的理由。那天她發現自己頸椎有些痛，一下讓她找到了合適的理由。當她的注意力朝向頸椎後，那個部分果然「不負眾望」，痛得越來越厲害。

父母不得不帶她去醫院檢查，大夫說她的頸椎好像有些突出。這下好了，她開始借題發揮，心安理得地坐在家裡養病，不用去讀書了。為了治病，父母陪著她南征北戰，到全國各大醫院看。查來查去，治來治去，有良心的醫生告訴她，她的頸椎問題更多是因為高度關注引起的一種精神官能症。當然大部分醫生不會這樣說，因為醫生大都只是憑儀器檢查，發現頸椎確實有點問題。

其實不管誰的頸椎，碰到精確的儀器，多多少少都會有些突出或扭曲，但這點問題不至於導致她頭暈，不至於輟學。

然而，「見風就是雨」的某些人，因為急需為自己找個理由，因為害怕上學，害怕工作，就只能找客觀理由。她一直以此為由，必須把所謂的問題徹底治好，再去讀書。她的初衷看起來是好的，問題是她的病能徹底治好嗎？我們能把一除以二，再除以二，再除下去，能把它除為零嗎？不管你多麼費心，多麼竭盡全力，哪怕你永遠一輩子去做這件事，你都不可能把它除盡！你的人生就全部消耗在這個途中。

現實中，我聽過不少這樣的人，他們未老先衰，把青春熱情，把生命全部奉獻給了「查病和治病」，最後帶著病痛，帶著愧對家人的心走完了人生旅途。就是一念之差，把所有的生活秩序都打亂了。

人的努力不一定成正比地獲得回報。就像失眠，不管你多麼努力地未雨綢繆，你還是一夜無眠。反之，你什麼也不做，不管結果如何，不管睡著睡不著，儘管脫衣上床躺下，不久你自然就會睡著。

在某些問題上，要破除「世上無難事，只怕有心人」的觀念。對客觀的東西，比如路上有個障礙物，不去排除它，它就會成為絆腳石。攀登科學高峰，需要努力，世上無難事，只怕肯登攀。然而，對主觀的東西，比如口吃症、強迫症、憂鬱症、焦慮症、失眠症、疑病症等，你越去消除表面症狀，如消除口吃、強迫、憂鬱、焦慮、失眠，你越會被它牢牢捉住，陷於其中不可自拔。這就是作繭自縛。

當一個人全力以赴，傾盡所有，去追求某個東西，卻一無所獲，就會怨天尤人，怪老天爺不公平，恨老天怎麼會折磨一個勤奮好學、積極向上、努力求索的人，同時也怪自己活得倒楣。但從不反省自己的想法、思維、觀念有問題。

他不知道，人的眼睛有時候會騙自己，甚至會把自己害慘。就像困在屋子裡的小鳥，牠從明亮的窗口飛出去，結果重重撞在透明的玻璃上。小鳥不知道眼前希望的通道，那個光明的窗口，竟然是死亡的陷阱。因為眼睛告訴牠：窗外的藍天白雲，曾經熟悉的環境，牠的同類和夥伴們正在那自由飛翔。於是毫不猶豫，鼓足勇氣，再次發出衝擊，一次次撞擊著那堵透明的玻璃牆。但屢戰屢敗，屢敗屢戰，死撞南牆不回頭。

從一隻快樂的小鳥變成憤怒的小鳥，再變成憂鬱的小鳥，最後，身心俱裂，這就是小鳥的悲哀！假如小鳥改變自己的觀念，換一種思路，從其他的途徑，比如閒置的空調洞口，當初牠不就是從那裡鑽進來的嗎？再鑽出去，問題不就解決了嗎？

親愛的讀者，能明白我的思維嗎？從哪裡進來，就從原路返回，這就是逆向思考，這就是秋水理論。

正常人遇到煩惱，能幹掉就幹掉，幹不掉就帶著煩惱去生活，在生活中，慢慢淡化煩惱。少數人遇到煩惱，非得「趕盡殺絕」，否則絕不收兵，所有的工作和生活都要讓步，全部為之停擺。

在排除煩惱的過程中，大把的光陰浪費，又會使他們感到非常後悔，痛心疾首，有苦難言，在永遠沒有盡頭的黑暗中苟延殘喘。這種結局，不出問題才怪。

困於屋子裡的小鳥，不是牠不用力，相反牠用了吃奶的力，可就是出不去。此時此刻，不要跟牠講什麼大道理——勇敢、堅強、負重、打拚、意志、方法，甚至勸說牠放下和認命等，你講的這些道理「他」全知道。事實上，無論「他」用什麼方法，下多大的力，都無濟於事，除了屢戰屢敗，頭破血流，一無所獲。

都說世上無難事，只怕肯登攀，可是他用心、用情、用力，做的全部是無用功，這實在讓人想不通。憂鬱症患者，就像被困於屋子裡的小鳥，起初進來的時候帶著好奇和開心，現在卻變成了憤怒和憂鬱。

問題出在哪裡？並不是他不用力，也不是方法不先進，而是他的思考出了問題。

是否可以稍做停息，冷靜思考一番，是不是方向和思考出了問題？你要知道，眼睛會欺騙人。雖然外面的世界就在眼前，甚至觸手可及，但可望而不可即。你是不是一直都活在虛擬而又真實的世界？外面的小鳥，我的同類就在我眼前飛來飛去，怎麼不真實？其實，你和正常人活在兩重天，隔著一堵無形而又無法穿越的玻璃牆。只有大智慧者，才會獨闢蹊徑，捨去眼前的希望之光，閉上眼睛，尋找藏於黑暗的縫隙或洞口。雖然光芒微弱，卻是生命的唯一通道。

找到生命之光的人被稱為領悟者。憂鬱症患者一定要用逆向思考，而不是人人都知道的努力衝向光明，事實上這個光亮的窗戶——透明的玻璃牆，就是死亡陷阱。

看懂了上面，你就知道了自己（如同困於屋子裡的小鳥）和憂鬱症的解脫（即脫離困境，進入外面自由的天空）還有多大的距離。這個距離就是認知上的距離，不是觸手可及的一層玻璃，而是倒回去，從哪裡進來就從哪裡出去。

第十四節　不治自癒的祕密

我不否認有些患者使用一些方法「緩解」了憂鬱。其實他們是站在心理的高度，藐視了憂鬱。因為憂鬱症是病態性心理的反映，只要心態平穩了，憂鬱症自然會緩解。

正確的態度是：想法上放下憂鬱，行動上小心憂鬱。站在心理的高度已經不把憂鬱當回事，即病態性心理得到轉變，患者沒有把憂鬱視同老虎，視為影響自己的絆腳石。發生了憂鬱會感到有些難堪，但不會萬分痛苦，只是有些遺憾而已，他們把「抗鬱」比喻為「勝似閒庭信步」，這是何等崇高的樂觀主義心態！

試問憂鬱症患者能有幾人達到如此心態？哪個鬱友不是抱著膽顫心驚的心態去嚴陣以待與憂鬱血戰到底？

怎樣才能具備這種心理高度？我認為有兩條途徑。

1. 當歲月在你臉上刻下一道道傷痕，當你為生活煩惱所勞累，當你折磨來折磨去，當你和憂鬱鬥了一輪又一輪，當憂鬱越鬥越厲害，而你越來越悲觀，當你鬥不過憂鬱而感到心灰意冷、萬分疲憊的時候，當你對憂鬱敬而遠之、望「鬱」興嘆的時候，當你對戰勝憂鬱徹底失望的時候，當你了解到憂鬱不再是你唯一要克服的煩惱的時候，當你僅僅把「抗鬱」當作一點小事或者一場遊戲來完成的時候，你就能達到這種策略心態。我們把這種心理高度或者思想境界比喻為「泰山之巔」（意味著放下蠻幹，懂得策略和迂迴；放下執著，懂得平常心面對：能消除憂鬱最好，消滅不了也無所謂），但這條路不知要消耗多少寶貴的青春年華。

2. 接受正統理論的指導，使之潛移默化地接受思想改造。當患者深刻認識了憂鬱和憂鬱症的本質之後，當患者對過去的態度有了深刻的反省、無情的批判的時候，當患者不再對憂鬱做出過高評價的時候，一句話，接受正確理論指導，憂鬱症患者才能縮短到達策略高度的時間。當患者擁有這個高度時候，憂鬱的病態心理才能從根本上得到了緩解，病態憂鬱也就好了一大半。

我們把到達「泰山之巔」的憂鬱症患者稱為痊癒者。實際上，「泰山之巔」是每個獲得真正痊癒的患者都必須經過的關卡，通過了這一道關卡，就進入了憂鬱症自我康復的正確軌道。

我們說，到達了「泰山之巔」，離希望的彼岸僅幾步之遙，但並不意味著你的病態憂鬱就已消失。你的病態心理和病態憂鬱有待於淡化。如何淡化病態性憂鬱？不用任何方法的方法才是最好的方法。任何訂立「打倒憂鬱」為目標的計畫和措施都是缺乏自信的表現，最終必將以失敗而告終。患者既要做到藐視對手，又要充分尊重對手。只有立於心理的策略高度，藐視憂鬱而又重視憂鬱，才能立於不敗之地。

「不用方法」是叫我們不要被方法所拘束。用方法的目的是，遇到什麼就解決什麼。一切順其自然，順從感情的自然。我想做什麼就去做什麼，我需要什麼就求什麼。不希望發生憂鬱，但憂鬱發生了，我也不害怕，會坦然面對。這一切是因為我深刻地理解憂鬱症康復原理，順應憂鬱症的規律去行事。我帶著一顆平常心去運用各種方法，最後憂鬱症康復路上的障礙一個一個被排除。

親愛的鬱友，你們運用各種方法的目的又是什麼呢？是戰勝憂鬱！你們做夢都想著如何對付憂鬱，怎樣消滅憂鬱，都在驚嘆憂鬱的強大，都在擔心憂鬱隨時發作。我警告你，你不是在抗鬱，而是被憂鬱嚇破了膽。你藉助某些方法企圖阻擋憂鬱，其實是在啟用和強化憂鬱意識，加重憂鬱陰影，致使病態性憂鬱久治不癒。

如何達到藐視憂鬱？必須充分認識憂鬱，認清憂鬱症的本質，摸清憂鬱症的發展規律，並且帶著恐懼去體驗生活，才能做到心中有數、胸有成竹，才能真正地藐視憂鬱。只靠一味地蠻幹，靠自我打氣加油，靠別人的激勵是戰勝不了憂鬱症這個強大的敵人的。

任何對付憂鬱的方法，一開始都有效，用久了就不靈了！但是任何方法在一開始都有其存在的必要，直至「泰山之巔」後，一切都要順其自然，方法自動廢棄，包括秋水療法本身。這好比發射衛星的三節火箭，一節一節地自動脫落，待到達預定軌道後，運載火箭全部脫離。

總之，在鬱前、鬱中、鬱後要從戰術上轉移注意力，在生活中要從策略上轉移注意力，把全部精力投入工作、學業、生活中。

事實上，不管生理疾病，還是心理疾病，患者只有管理好情緒，化解焦慮，或者轉移注意力 —— 不再把注意力關注自己的症狀上，人體的免疫力自然就會一心一意地對付外敵 —— 體化症，軀體化問題自然也就會淡化，直到消失。

第十五節　憂鬱症的心智圖

下面我們簡單地把憂鬱症的形成、發展、惡化，再到痊癒和康復，列出一個簡單直覺的架構順序。

傷害事件＋認知和性格→不想表達→壓抑自己→憂鬱情緒→心境低落、厭世和軀體化→想振作起來→不允許自己有憂鬱（包括軀體化）→排斥憂鬱→適得其反，作繭自縛→陷入憂鬱惡性循環中不可自拔→社會功能受損→憂鬱症→⋯⋯

下一步，就看其採取哪種思考方式。

①自我保護的本能，想自我修復，因而退避在家，拒絕吃藥，為了隔離他人的干擾，黑白顛倒，「喜歡玩」手機（一是查詢病情，二是降低焦慮）。

②採用逆向思考，相信勇敢面對，才能戰勝憂鬱；更不想被人發現或看輕，因此強顏歡笑，假裝無事一樣面對生活和工作，但偷偷地吃藥，少數患者會接受心理介入。

③迂迴戰術。策略上藐視敵人，戰術上重視敵人；投入生活，大膽面對，聰明迂迴。

第①種方式，看起來頹廢，容易對家人帶來壓力，但對患者利好。「沉睡」一定時間後，會自己走出家門，迎接生活。

第②種方式，看起來積極陽光，實則把自己往死裡逼，加速走向滅亡。

第③種方式，非常正確，是憂鬱症康復的必經之路。

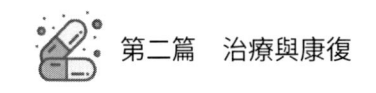

第十六節　心理輔導治不好憂鬱症？

網路上有人說：憂鬱症不是心理能輔導開的，也不是買本書能輔導開的。再就是自己是什麼原因憂鬱的，假如是疾病造成的，只有當病好了，憂鬱自然也就好了。

我覺得，他只說對了一小部分，卻以偏概全。

如果是疾病引起的憂鬱問題，比如嚴重頸椎疾病引起的頭昏久治不癒，也容易導致憂鬱。反過來，憂鬱也會加劇頭昏等軀體問題，這是事實。但如果是親人離世引起的憂鬱，靠長期吃藥能從根本上解決問題嗎？如果是家庭關係、人際關係等社會化問題引起的憂鬱，能靠吃藥化解嗎？

某些客觀問題，比如持續已久的家庭矛盾，容易引起憂鬱。而持續的憂鬱也容易誘發某些軀體化問題，如腰痛、腹痛、胃痛、頭痛等。

這些體化症雖然沒有器質性病變，但由於久治不癒，也會催生新的憂鬱，並且強化原先的家庭矛盾。即：持續的家庭矛盾①……→憂鬱①……→體化症①……→憂鬱②……→體化症②和持續的家庭矛盾②……→憂鬱③……→體化症③和持續的家庭矛盾③……→……

不難看出，在這個惡性循環中，因產生果，果也能成為引起下一級病鏈的因。因果關係是相互的，即：因→果→因→果→……層出不窮。

不僅只有最初的因，更包括後續源源不斷的果所形成的因。也就是說，因包括各種淺因和較深層次的因。

治病不僅要治因，也要遏制果，否則，果的泛濫，容易形成新的因。比如頸椎問題，我知道了病因（總是低頭看手機或寫作），我也解決了病因（不再低頭看手機或寫作），但頸椎引起的頭昏這個果還在啊，這讓我感到很痛苦。

為了解決頭昏這個果，我有兩種選擇：一是服藥控制頭昏的症狀；二是打羽毛球或游泳。

顯然，第一種只是從症狀本身下手，這是一種救急辦法，但不是長久之計。第二種是從引起症狀的原因下手，這是長久之計。正是因為我這樣去做了（堅持了半年的打羽毛球和游泳），我的頸椎問題解決了，再也沒有頭昏。但問題徹底解決了嗎？當然沒有。如果我繼續低頭寫作或看手機，並且缺少有效的鍛鍊（比如游泳、打球），我的頸椎問題可能還會復發。

怎麼辦？因為我知道原因，所以我在寫作或看手機的時候，總會把手機或電腦放在與眼睛水平（甚至仰望）的位置。

假如我光知道病因，而不去實施（我知道打球或游泳有好處，但不去實踐），我的問題還是不能解決。因此，任何疾病的治療都必須理論和實踐相結合。

只要能切斷憂鬱的根本原因——起因問題，比如解決了最初的家庭矛盾①，就等於從源頭上解決了一部分根本問題。但後面已經滋生的系列次生問題，比如體化症、被強化的家庭矛盾等，也要清除。比如可以透過轉移注意力，嚴重的可以透過藥物控制神經等手段，調理生理和情緒問題。

體化症畢竟只是人體功能出現紊亂，而非器質性疾病，不是像胃炎、肝炎、腎炎、頸椎突出這樣真正的生理性疾病，因此不是靠吃藥或手術就能治癒的。

只要患者從源頭上和末尾上解決了客觀和主觀問題，標本兼治，假以時日，後面的憂鬱和軀體化問題都會土崩瓦解。

你說「憂鬱症心理輔導沒用」，你可能不太懂心理和情緒的規律，不太懂心理與生理的關係（心理或情緒問題會誘發生理問題，生理問題反過來也會強化心理或情緒問題）。

如果你只是一名憂鬱症患者，你可能有以下幾種原因。

你可能曾經尋求過心理輔導，但沒有效果，因此才會牴觸心理輔導。

第二，認為自己沒有心理問題。這個可以理解，因為心理疾病（尤其是精神病）患者，很多不認為自己心理有問題。

比如某些人，堅信水中的那個月亮是真的。他們沉浸於自我感覺和自我判斷，把一些無中生有的事（比如聽到某人在罵他，看到有人對他吐口水，故意嘲笑他，有意針對他，感覺有人想害他等）當成真的，因而做出水中撈月的荒唐之舉。

我身邊有一個人，因為懷疑有人在飲用水中投毒，他一夜之間把社區裡的幾個水井全部用混凝土堵死（因為地下河是相通的）。你說這種「固執己見」的人，會相信自己的判斷是錯的嗎？

不大會。因為他從未懷疑過自己的看法有問題，這種人怎麼願意接受心理輔導呢？

第三，即使你認為自己心理有問題，也不認為是主觀原因造成的，而把它歸咎為客觀原因，認為只要把客觀問題解決了，你的心病自然就好了，因此你也不會接受任何心理輔導。

根據以上分析，你的憂鬱症必須尋求心理輔導。因為心病必須心藥醫，解鈴還須繫鈴人。

心理輔導，不是心理安慰或心理暗示，而是作為一面照妖鏡，照出你真正的自我或「骯髒」的靈魂。雖然沒有人願意相信它是真的，但當你發現真實的自我後，你才不得不相信，才會大徹大悟。

第十七節　讓憂鬱症患者運動很難嗎？

網友說：一直被周圍的人要求多運動，可是我真的很累，身體很不舒服，多次溝通也沒有用。說多運動就好起來了，我也嘗試過騎自行車跑步，堅持下去了，但復發後，就再也沒好起來，因此連出門都不想。越被逼著越有恐懼感。我感覺繼續運動下去身體也頂不住啊，一點也沒有好起來的徵兆。

孩子在寒冷的冰雪裡累趴了，不想再動，只想歇歇，想睡睡，結果會如何呢？如果有大人在身邊，一定會把孩子叫醒，不然就會凍斃於風雪中。你可以歇息，但千萬不能睡過去，否則有可能一睡不醒。

一定要明白，當身體累了，只要坐下來休息，很快就能養精蓄銳，恢復元氣。心若是累了，如果坐下來，身體一停下來，大腦就容易胡思亂想，尤其意識之間就會對話和較勁（即精神內耗），導致心更累。

就像肥胖的人，不喜歡運動，這容易造成脂肪沉積，體重增加，而體重過重，動起來更難，更不想動，如此惡性循環……只有讓自己站起來，動起來，才有可能切斷胡思亂想，有望從憂鬱的陷阱中爬出來。一定要有這個思維。

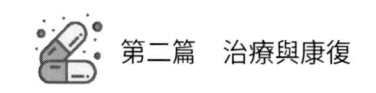

再重複一遍：心累的時候，感覺人要倒下，一定要站起來，千萬不能躺下，到外面走走，看看外面的陽光，看看郊外的景色。一定要有這個智慧。

當你越難過的時候，越不能躺在家裡，一定要到學校去，到生活中去，從哪裡跌倒就從哪裡爬起來，站起來。如果你在學校宿舍被同學們孤立，你就到宿舍去，多聽多做。

一定要有這種思維：將心比心，不管別人怎麼對我，我都要用心做好自己，而不是抱怨，不是等待。只有如此，別人才有可能真正對我笑，對我好。

千萬不要有這種思維：只有別人先對我好，對我笑，我才對別人好，對別人笑。

你以前也嘗試過用運動的方式，讓自己沒有時間來憂鬱，但這個思維是錯的。因為你的目的是戰勝憂鬱，消滅憂鬱，結果反而導致憂鬱愈挫愈勇，而你越鬥越累，越恐懼。

請記住：只要你想消滅或減少憂鬱的方法，雖然暫時可能有效，但最終都是無效或失敗的。

治療憂鬱不能抗鬱，必須允許有憂鬱。治療憂鬱，就如治理黃河，不能從正面去堵截（逆天道），而應從側面去疏導（安人心）。

中國古代的大禹治水，就是如此：疏而不堵，道法自然，渾然天成。

第十八節　憂鬱症患者寧可硬撐也不去醫院

太多的憂鬱症患者拖成重症才會在家人的要求甚至強行下就醫，為什麼？

這裡面主要有幾個原因。

第一，憂鬱症患者一開始都不認為自己有問題。

這個問題，既包括生理出現問題，也包括心理出現問題。雖然在其身上已經呈現心理和生理問題，但他們仍然選擇忽略。主要是由於他們認為異常的心理和生理反應都是自己心情或情緒不好造成的，他們的憤怒或者關注點都在怎樣從現實的煩惱中解脫出來。比如生意虧本導致的憂鬱問題（包括一些心理和生理的異常反應，比如鬱鬱寡歡，情緒低落，夜不能寐，食不甘味等），他們認為這都是合理的，都是因為自己生意虧了本造成的，因而他們都是日思夜想如何回本，轉虧為盈，當然也包括對未來的恐懼和焦慮。

面對這種憂鬱症患者，身邊的人就會勸導他們去看醫生，可是他們卻不認為自己有病，因此拒絕就醫。

第二，憂鬱症患者即使後來知道自己有問題，也要死撐。由於頻繁出現軀體化（比如永續性的失眠，厭食，頭暈腹痛，腰痠背痛，心慌氣短，全身乏力等），憂鬱症患者也感覺自己生理有問題了，需要調適，但因為病恥感或擔心別人發現（比如擔心被公司、學校發現會有被勸退的風險；被家人發現，擔心引起家人的焦慮等等），他們寧願選擇忍耐，死撐。這個時候他們會把大量時間用到網路上尋找治療軀體化的良方，或者偷偷買藥吃。

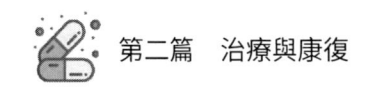

第三，憂鬱症患者一直不認為自己有問題而死撐。不少患者雖然沒有軀體化，但情緒卻持續低落，沒有工作熱情或學習動力，也沒有明顯能引起他現在問題的直接誘因。比如，不想去工作，每天躺在家裡，鬱鬱寡歡。自己也找不到問題的原因，既不是主管責備了他，也不是人際關係出現嚴重障礙，但就是沒有熱情，沒有動力，每天無精打采，萎靡不振。

家人看到這種情況，就會勸說他就醫或找心理老師，但他選擇死撐。雖然旁邊人都會覺得他的心理或想法有問題，但其本人始終不覺得，反而會認為別人有問題，是這個社會出現了問題。他希望社會環境改良，否則自己的問題就好不了。因此，怪自己命不好，怨天尤人，把希望寄託在外部，從未想到過自己的想法和認知需要改變。

第四，雖然也有患者選擇了看心理醫生或做心理諮商，但結果卻令其失望。因為醫生或諮商師講出的道理都是患者自己早已嘗試過了的，所以他會認為醫生或諮商師的能力低下。加上他們認為藥物有副作用或終生依賴性，因此拒絕看醫生。

不得不指出，雖然一開始有的患者可能衝著心理醫生或諮商師的權威性去接受診療或諮商，但對方卻按照書上教的「同理、積極關注」或揭開對方傷疤，但又解決不了實際問題（比如觸碰其偏執已久的思想認知或靈魂深處的東西），所以就不想再看醫生或找諮商師。

分析以上四種情況，我們可以知道：

第一種情況引起的憂鬱問題，主要是客觀實際問題，這不是醫生或諮商師能解決的。如果情緒波動非常厲害，頻頻出現極端想法，需要用藥物調適，切勿死撐。

第二種，要分清急緩，標本兼治。急的時候，比如心裡悶得厲害，身體極度不適，出現嚴重心慌、心悸、驚恐，軀體化，一定去醫院接受藥物治療，調適情緒和生理紊亂。當病情緩解，情緒穩定下來後，一定要尋求正確的心理輔導，但一定要以改變觀念的傳統文化為主打的心理輔導，而不是西方現代心理學。

第三和第四種，只要患者不出現傷害他人或自傷的行為，可以不去醫院，但患者一定要尋求正確的心理輔導，選擇以改變觀念的傳統文化為主打的心理輔導。

第十八章

問與答

第一節　關於認知

問：為什麼我看不到自己的缺點？

答：不光是你看不到自己想法上的缺點，世上的人都看不到自己的缺點。就像臉上的汙垢，誰都看不到，除非照鏡子。所以才有「當局者迷，旁觀者清」的說法。

問：我之前有重度憂鬱症，最近一直耳鳴，然後有幻聽，偶爾會出現幻覺，看到一些影子或者很抽象的東西，我總是感覺有人在看我，這是為什麼？

答：人沒有正能量，心就是虛的，就會草木皆兵。世上沒有鬼，心裡有鬼，才會見到鬼。憂鬱症者心裡的「鬼」就是心魔，就是憂鬱陰影或憂鬱種子。

問：為什麼在春天更容易憂鬱？按照常理，春天到了，被壓抑的情緒開始由冰封狀態轉為活躍狀態，可是憂鬱症為何反而會加重呢？

答：春天是情緒頻繁波動的高發期。正如成語「蠢蠢欲動」，表示熬過了漫長的冬天，大地回春，萬物復甦，生機勃勃，冬眠的蟲子開始活躍。

大自然昭示，春天不但是播種的季節，同時也是各種疾病，如狂犬病、慢性病、傳染病和各種心理或精神疾病的高發季節。

憂鬱症有憂鬱和躁狂之分。一般來說，單向憂鬱大多在秋冬季節發作，而躁狂型憂鬱症容易在春天發作。因為在春天，種子蠢蠢欲動。憂鬱症患者蟄伏在內心的憂鬱種子或記憶也因為春天「適宜的環境」而被喚醒。

問：走出憂鬱後，就再也沒有軀體化了嗎？

答：已經走出來的鬱友還會在一定時期內存在憂鬱情緒和軀體化，它們不會憑空而亡，伴隨著憂鬱陰影的始終。憂鬱陰影不是靠認知療法就能解決的，只有帶著正確的認知投入生活，才能逐漸淡化直至消失，但消失的過程不是一朝一夕。鬱友應該具有充分的心理準備，不要因此而害怕和糾結。

問：正常人有憂鬱，但不會患憂鬱症，是不是他們的覺悟很高？

答：當然不是。正常人之所以為正常人，是因為他們認為偶爾出現的憂鬱或持續心境低落都是正常的，活著的生命都會碰上這事，每個活著的生命都不容易，何況有思維的人？生活的煩惱能排除就盡量排除，能改變命運就盡自己最大努力去改變，否則就帶著煩惱，帶著遺憾去生活，他們就是抱著這樣一種人生態度和平常心去生活。

問：憂鬱症患者欲哭無淚是什麼狀態？

答：當一個人能哭，能訴，能罵，說明他還有底氣。如果一個人傷心欲絕，欲哭無淚，連哭的力氣都沒有，說明其正能量已經喪失殆盡，這很危險，需要警惕。

問：有人說憂鬱症是腦神經傳導物質發生了問題，對嗎？

答：這是倒因為果的觀點。所謂「腦神經傳導物質發生問題」，只是生理紊亂現象而已，它是情緒管理失控的一個結果，而不是原因，更不是導致憂鬱症的原因。

問：剛看了一篇文章，好可怕，說大腦缺乏營養會憂鬱，我就是進不了食，是不是可能會死於營養不良？

答：建議你少看那些所謂權威性的文章，當年我就是看了類似的文章，才導致嚴重疾病，好端端的一個人嚇得無病呻吟，導致免疫力下降，感染上疾病。

要知道，學術和現實是兩碼事。一些學者為了彰顯自己的學術技藝和師門正統，從國外專門弄些吸引眼球的文章，只求標榜自己，不怕把人嚇死。所以故人說：大道不滅，大盜不止。建議你不要接觸負能量強的文章或言論。只要不有病亂投醫，你的憂鬱問題就會朝著康復方向前進。

問：正常人能控制憂鬱，所以就不會在意憂鬱，不會那麼痛苦，而我是不是因為無法控制憂鬱才會痛苦，才會在乎憂鬱？

答：你剛好顛倒了因果關係。因為正常人認為自己的憂鬱是合理的、正常的，因而不介意，憂鬱也就作不了怪，能被輕鬆駕馭，因而不害怕，因此還是正常人。憂鬱症患者卻認為有憂鬱是不正常的、另類的，因此才會介意和排斥，憂鬱才會作怪，導致憂鬱難以駕馭，才會害怕憂鬱，才會發展為憂鬱症。正常人憂鬱了，卻能出去活動；而你不能，因為你怕！你怕憂鬱，怕引起軀體化，怕引起不良後果。你越想出去，越出不了。

正常人一旦憂鬱了，只是不願意出門，即使出門，也是無精打采，但他們最後還是會硬著頭皮出去。可是你卻不行，完全被「卡」死，退縮在家裡。正常人大多是因為現實壓力而憂鬱，而你是因憂鬱而憂鬱。雖然兩者的憂鬱情緒沒有什麼差異，但產生的原因卻截然不同。同樣的憂鬱，為什麼你和常態憂鬱者如此不同，你需要反省和批判自己對待憂鬱的態度，需要學習正常人對待憂鬱的態度。

問：我有憂鬱症，原生家庭還一直傷害我，我該怎麼辦？

答：其實，原生家庭的傷害只是造成憂鬱的外因，真正的元凶是人的認知問題。首先，你不善於疏洩，不善於管理自己的情緒，這是認知問題。其次，煩惱人皆有之。大部分人帶著煩惱生活，在生活中逐漸化解或淡化煩惱。而你卻必須消除煩惱後才願意投入工作和生活，結果反而被煩惱牢牢捆住。換句話說，正常人是對現實（客觀存在）感到煩惱，而你是對煩惱（主觀態度）感到煩惱。這就是憂鬱症的核心。

不要一味地責怪原生家庭問題。活著的每個人都不容易，有天災人禍，有各種意想不到的生活煩惱。是否得病，取決於你的態度。

問：為什麼我總是對一些發生了的事情耿耿於懷？我也想放下，但就是無法放下。

答：讓你耿耿於懷，就是讓你難以釋懷，無法放下，說明你一直想求解。要讓自己放下，不再想著發生了的事，讓自己釋懷，最好的辦法就是帶著煩惱去生活。當你全身心投入生活後，很快就會發現更能吸引你注意力的事情，原先煩惱的事情就被你放下了。

問：自殺的人都不怕死嗎？

答：看到一些憂鬱症者自殺的消息，人們認為他們都是一些不怕死的

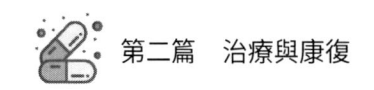

人。其實，憂鬱症者更怕死！正因如此，稍有一點異象，他們就驚慌失措，生怕得了不治之症而恐懼不安。

被憂鬱捉住的人，就如陷入沼澤一樣，掙扎只會加速下沉。因為經歷了無法破解的死循環，他們會越來越痛苦，覺得活得沒有意義，不如以死解脫。死雖痛苦，但死只有一瞬間，而活著卻是永恆的折磨。尤其看不到任何希望，一次次自救和尋求幫助後都失敗了，最終對人生產生絕望。

不難理解患者為什麼求死心切，因為生不如死。因為害怕，所以迫不及待地想出去，因為鑽進了死胡同，所以感到絕望。陷入絕望就不會掙扎，反而勇敢無懼，大無畏地走向死亡，視死如歸，哪怕粉身碎骨也不畏懼。

問：為什麼勸說憂鬱症患者要為家人想想，反而會加速他們的自殺？

答：因為他們太有責任心，太顧及家人了，所以才活得太累，才迫不及待地掙脫束縛，而結果卻是作繭自縛，像一隻被蛛網牢牢纏住的蒼蠅，任何掙扎都沒有用！活著的分分秒秒都如油鍋裡煎炸一樣，恨不得立即身亡。事實上，自身都不保，還談什麼肩上的責任？如果有人談到顧及父母，等於在他們傷口上撒鹽，他們只求速死，不求苟活。

問：情緒一般都會在半個月，最多一個月內完成一個「產生和消退」週期，但為何有些憂鬱情緒持久不衰呢？

答：這不是情緒本身，而是人為干擾，即錯誤態度在其中推波助瀾。其實，憂鬱症者只是掉進思維的陷阱中不可自拔，但沒有一個患者意識到自己的思維有問題。雖然他們大都是高智商的人，但聰明反被聰明誤。他們對此無解，斷定別人也無解。何況他們千方百計嘗試了許多遍，高科技的方法也用了，最後還是無解！

他們的注意力全部朝向某個問題，對其他事情充耳不聞，視而不見。所以他們看起來神志恍惚，缺乏活力。遇到了疑惑，怎會不求解？思維奔逸，怎會袖手旁觀？腦細胞每天都忙於內鬥，所以身心俱疲。患者自己也有親身體驗：想破了頭，想得頭暈腦脹，想得耳鳴眼花。由此可見，重度憂鬱症患者，找醫生吃藥是必須的，但吃藥只是讓內鬥暫時停歇的方法，患者要利用這個停息的機會，接受正確的心理輔導，這才是標本兼治的出路。

問：在外面總是感覺別人都在看我，讓我渾身感到緊張不安，瑟瑟發抖。有什麼辦法能讓我不緊張嗎？最好讓我在任何情況下都能像正常人那樣保持平靜。

答：有這樣的正常人嗎？假若一個人真的變成在任何情況下都能保持平靜和自然的人：在黑夜中行走不害怕，老虎來了不害怕，地震發生了也平靜，不管和什麼樣的人接觸都很平靜，任何情況下都沒有緊張感。這種人豈不成為精神失常的人？

問：醫生並不需要自己生過相同的病才能治病吧？

答：當然不是。醫生治的是器質性疾病，而憂鬱症不是器質性疾病，它是人的主觀心理問題。只有深入人心，才能發現病因，才能有的放矢，才能對因治療。現在許多憂鬱症者選擇精神科醫生，雖然有些精神科醫生也具有心理學知識，但他們只會告訴你認識心理規律，認識人生，認識社會等道理，而無法告訴你憂鬱症的原理是什麼，無法解開你對憂鬱的重重疑惑和心鎖，這需要對憂鬱有更專業和更為廣泛的人生社會知識。

問：怎樣才能忘掉自己是個憂鬱症患者？

答：憂鬱症，尤其軀體化，是主觀記憶和主觀感受，不是器質性病變，我們要根據記憶學的原理去研究它的規律。

軀體化的記憶被強化源於兩個方面：一個是客觀上頻頻發生軀體化對自己帶來肉體和精神的痛苦體驗；二是主觀上總是耿耿於懷，不斷地總結、評價、回味、關注、對抗等，對自己造成心理上的重複刺激。記憶學原理告訴我們，想叫自己忘掉某件事，相反不僅忘不掉，反而會更加牢固。真正的淡忘憂鬱，就是全身心投入生活，順其自然，為所當為。

問：為何憂鬱孩子的父母會經常吵架？

答：心情不好的時候，耳朵聽不得一點逆耳的東西，眼睛也看不得一點礙眼的東西，吃東西也無味，別人觸碰到你，也會很煩，甚至會暴跳如雷。總之，當人心情不好的時候，人的五感系統似乎關閉了，說明人的五感跟人的心情有非常大的關係。

只要心情好了，就能夠開門接受別人不同的意見，反之，就會互相埋怨。其實這跟人心房的空間有關。如果心房塞滿了雜物，變得狹窄了，氣量就變小了，就容不下別人。在這個時候，人就要看到順眼的，聽到順耳的，如此安撫，心情才會感到愉悅。

孩子健康了，大家心情好了，心房也會變得豁達起來，就能包容別人。即使修養很高的人，如果心情不好，心胸也會變得狹隘，同樣也容不得一點不好的東西。

問：為什麼憂鬱症患者會痛苦，並且不接受自己的症狀？

答：啞巴雖有難言之隱，卻能接受自己。因為啞巴都知道自己的病沒法治，所以斷了希望，就不痛苦。憂鬱症的軀體化就不一樣，醫生查不出實質性的病變，也找不到它的病因，除了建議服藥穩定症狀或情緒，基本別無他法。

由於症狀時好時壞，像「幽靈」一樣時不時冒出來咬人一下，痛得人死去活來，而且無窮無盡。如果軀體化真的像啞巴一樣，那也只能認命。可他們在很多時候卻和正常人一樣，神氣活現，沒有憂鬱症狀，這讓患者百思不得其解，並且對自己的康復既心存希望（有太多的念想與期盼），又看不到希望。

問：為什麼我的胸口總感覺被一塊巨石壓住？為什麼我的肚子總是在關鍵的時候痛？是不是我的內臟有問題？可是去醫院又查不出問題。

答：胸口堵得慌，往往是因為恐懼緊張導致呼吸器官發生激烈收縮從而引起呼吸堵塞：外面的氧氣進不來，體內的廢氣出不去，胸悶氣堵，好像被一塊石頭壓住了。至於你的肚子在關鍵時候為何會痛，是因為軀體化都是在特定的場景下發作的，因為你的軀體化已經跟特定的場景建立了條件反射的關係。如果離開了特定場景這個誘因，憂鬱反射就不會發生，這就是為什麼你的憂鬱症會時好時壞的緣故。你的肚子痛，看似生理問題，其實它不是生理疾病，只是條件反射的結果。

問：為什麼憂鬱症患者那麼恨自己，恨別人，恨原生家庭，恨社會？

答：因為他們盡心盡力讓自己不憂鬱，但還是憂鬱。他們恨父母，是因為他們認為父母沒有盡到教育的責任；他們怪社會，是因為別人把開心建立在他們的痛苦之上，對他們總是持歧視態度；他們恨自己，是怪自己力不從心，恨自己沒有用，恨自己的命不好，出生在這樣不公平的環境下。但他們唯獨不怪自己的想法或者看事情的觀點有問題。

當患者明白了自己千方百計耗盡全力抗鬱還是一無所獲，明白了自己

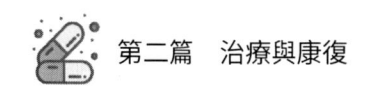

的心力全都填進了憂鬱的無底洞，全都做了無用功，是不是我的方向走反了，或者說自己搞錯了對象，憂鬱根本不是我的敵人？事實上人人都會憂鬱，別人也被憂鬱搞得狼狽不堪，為什麼卻不恨憂鬱，不恨家庭，而「我」卻有那麼多恨？反思到這，患者可能就會恍然大悟，不再恨憂鬱了，也不再恨別人了。

問：如何提高認知水準？

答：一是透過正確的理論學習，對憂鬱症的形成、惡化和久治不癒的因果關係要有正確的認知；二是你要觀察生活和社會，對相關的社會生活現象具備一定的洞察能力；三是透過生活這面鏡子，照見真實的自我，從而幡然醒悟，迷途知返。

一句話：向實踐者學習，向領悟者學習，你的格局應該就會高一點，胸懷自然就會寬一點，當然你的眼前也會雲開霧散，目光自然就會遠一點。

第二節　關於治療

問：憂鬱症患者在家裡療傷有什麼不對嗎？

答：憂鬱症患者一開始都是在現實生活中受了傷，然後又在主觀想像中讓自己的心再次受傷。武林中的人因為打鬥受傷了，會躲到山洞內自我療傷。憂鬱症患者也「喜歡」關閉社會功能，躲起來自我療傷，反而越來越嚴重。因為心理疾病和客觀疾病療癒的方式正好相反。身體受傷了，就要躺著或坐下來，就要去醫院或者到「山洞」裡療傷。心裡受傷了，就一定要從受傷的地方爬起來。因為解鈴還須繫鈴人，只有面對害怕的場景，只有到現實生活中，才能真正療傷。這就是心理療癒規律。

問：老師，您治療憂鬱用什麼方法，需不需要吃藥啊？

答：建立正確的認知防禦系統。因為憂鬱症有情緒問題和體化症，患者只有先把情緒穩定下來後，才會配合心理治療。所以吃藥有必要，尤其重度憂鬱症。當然，吃藥只是為了穩定情緒，調理生理紊亂，但不能治癒憂鬱症。

問：怎樣才能治好憂鬱症？

答：「心病藥治」，是憂鬱症治療的一個失誤。眾所周知，吃藥只能緩解憂鬱症的症狀，而不能提高患者管理情緒的能力，更不能改變患者的思想認知。但是，人的思想認知不是自己能解決的，因為每個憂鬱症者都鑽入了憂鬱症布下的認知陷阱之中，根本看不到自己的問題，就如井底之蛙，夜郎自大。所以憂鬱症的治療必須接受心理介入，比如正確的認知療法。

問：我該怎麼做？

答：憂鬱症的根本原因是思想，其次才是人的情緒問題。建議先服藥穩定情緒，在情緒相對穩定的前提下，再從有思想建設性的文章下手，比如古代老子的《道德經》、莊子的文章，孫子兵法，《了凡四訓》等傳統文化和秋水理論，了解憂鬱症背後的認知問題。

問：網路上經常看到有人服藥抗鬱了好多年，但還在路上，還是離不開藥物，怎麼治才是科學的？

答：藥物可以對症治療，防止患者走入極端，但藥物不能對因治療。

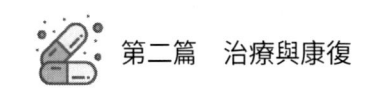

憂鬱症的治療，必須藥物調理＋心理輔導＋社會支持，相輔相成，才能標本兼治。

問：服用了那麼久的藥物，如果不服用了，憂鬱就會加重，怎麼辦？

答：服用了很久的藥物，不能想停就停，得有一個緩衝的過程。尤其重度憂鬱症的治療，藥物和心理治療必須雙管齊下。只有心理介入獲得成功，憂鬱症狀，尤其軀體化基本淡化了，才可以考慮漸進停藥，當然這需要問醫生。

問：有沒有心理治療成功後，就停藥的？

答：心理治療成功後，憂鬱症的康復還需要一個過程。只要症狀不是很嚴重，沒有極端的想法或做法，又在全身心融入生活，堅持運動，停藥不是不可能。只能說，放下藥物會突然感覺到一身輕鬆。猶如見到久違的太陽，雖然有些不適應，但終於勇於面對了。

問：不斷運動，憂鬱症會好嗎？

答：一方面，如果鍋裡的水沸騰了想讓它平靜和冷卻下來（就好比憂鬱減輕），你會怎麼辦呢？加注冷水，鍋裡的水會立即停止沸騰並降溫（用方法抗鬱，立竿見影），慢慢地，你需要加更多冷水（拚命地使用方法），這就是揚湯止沸的道理。但根本問題解決了嗎？時間久了，你就會完全依賴運動或各種行為方法來麻痺自己。不去運動，你就會感覺無精打采，甚至瞬間就會崩潰。

問題究竟出在哪裡呢？鍋底下面的灶火——你的心、你的認知問題是關鍵。只要你的認知態度好了，鍋裡的水即使有一瞬間的熱（憂鬱的症狀）也會很快平靜。這就是釜底抽薪的道理。

另一方面，即使理論再好，認知再正確，如果不去行動，不到害怕的場合去實踐，你學到的理論也只是虛架子。

問：森田療法可以治好憂鬱症嗎？

答：不能。森田只是對憂鬱症本身的因果關係有了清晰的認知，比如朝向問題：越是關注症狀，越會敏感不安，形成精神互動關係。秋水理論則在此基礎上增加了：

一、對生活的觀察——以人為鏡，以史為鏡

1. 以人為鏡，知得失：問問正常人有沒有憂鬱，包括身體上的一些不適，問問那些看起來過得開心的正常人，他們真正的生活是怎樣的，他們的人生態度又是怎樣的，再對比一下自己，你就會明白。

2. 以史為鏡，知興衰：看看自己以前過得怎樣，現在怎樣。如果沒有憂鬱的折磨，也許自己現在還是一個碌碌無為的人，過去的自己險些因憂鬱毀滅，現在的自己卻因憂鬱成就未來。

二、對「自我」的反觀和反思、覺察

這裡的「自我」代表的是人的思想。人與人之間最大的區別不是情感和軀體，而是思想。森田療法針對的是人的情感和軀體，而秋水理論則是人的思想。

問：我患憂鬱症和貪食症 18 年了，吃著藥一直反覆，請問有好的方法嗎？

答：這不是方法問題，根本問題是你的思想認知。如果你只想控制自己的情緒和軀體症狀問題，你只須去醫院開藥吃就可以，完全可以緩解症狀。如果你想從根本上解決問題，就要接受正確的思想認知療法，但前提必須服藥和情緒宣洩。

問：我實在感到全身無力了，心很累，我想在家裡好好思考一下自己的問題，這對憂鬱症治療有幫助吧？

答：心累是由於感性腦過於興奮所致，而兩腦不能同時活躍，一個興奮，一個處於相對抑制狀態。所以心累的時候，理性腦就會處於相對不活躍狀態。這意味著，當人心累的時候，人的思想理性相對較弱，因此當你感到心累的時候不要指望透過思考想出一個頭緒，越想反而心裡越堵。

問：憂鬱治療一定要開悟嗎？

答：憂鬱症的核心是心結，沒有通透的認知就無法打開心結，更無法消除病態憂鬱，也就無法走上康復道路。有些緊抓症狀不放的療法，雖然冠冕堂皇，卻與憂鬱症的根本治療背道而馳，使自己陷入更加迷茫和痛苦之中。

一個憂鬱者分享他的感悟說：每個人都有憂鬱。憂鬱了，沒人會注意你，沒人會覺得怪異。是我們自己對憂鬱太在意了，我們對自己的要求太高了！這種不切實際的過分注意是病態的，是導致憂鬱症的原因！正如讀書寫字，對某個字的過分注意，會覺得它根本不是字；上下樓梯如果老是想著下一臺階該邁哪條腿，你將不知道該邁哪條腿，反而會踉踉蹌蹌被樓梯絆倒！

有時心慌，心跳加速，緊張抽搐，呼吸緊促，都是很正常的，就像江河湖泊也會經常掀起波浪，並不是平靜如鏡，生活本來就是一波三折。對這些正常現象抓住不放，死磨爛打，過分緊張和糾纏，就是病！

總之，不要對自己要求太高！帶著這點頓悟，再回頭去看老師的文章，循循善誘，對各種問題都進行了深刻的解剖，並提出了具體的解決辦法，讀罷如醍醐灌頂，亦如登高望遠，豁然開悟。

問：你說藥物只是權宜之計，為什麼仍有大批憂鬱症者選擇藥物呢？

答：憂鬱症發作的時候，會心慌得窒息，那種生不如死的感覺非常痛苦，恨不得用刀把心挖出來。藥物無疑可以緩解這些生理症狀，降低焦慮。因此，藥物對憂鬱症的治療是有幫助的，也是必須的。而且在專科醫院裡接受藥物治療，因有醫護人員的專業指導和病人之間的互相監督，可以把藥物運用到令人滿意的效果。

既然藥物是控制憂鬱症狀的強而有力武器，所以不少醫生和患者把它當作抗鬱的法寶。藥物的確「不負眾望」，讓中等以上程度的憂鬱症，甚至十分嚴重的憂鬱症能夠在短期內大幅度緩解或消失，藥物因此被許多人稱為鎮山之寶而受到患者的青睞。

問：為什麼藥物能有此神奇功效？

答：這是由藥物的性質決定的。據精神專科醫生介紹，抗鬱的藥物原理就是回收抑制劑，使腦內因憂鬱而減少的血清素、多巴胺、正腎上腺素等物質增加，從而達到抗鬱目的。

問：服藥的好處主要是什麼？

答：抗憂鬱的藥可以讓你睡個好覺，沒有時間也沒有機會想不快樂的事。最關鍵的是，藥物可以改善體化症，讓情緒穩定下來。當然，如果你有心結走不出來，而且非常偏執於自己的心結，藥物就無能為力。

藥物之所以受到患者的青睞，是因為藥物對緩解憂鬱症具有立竿見影之效。但患者必須了解的是，藥物雖然能有效抑制憂鬱症狀，調節大腦正

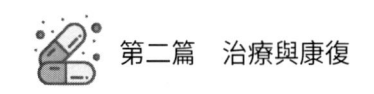

常運作的功能，卻無法真正治癒憂鬱症，而且當憂鬱發作強烈的時候，任何藥物都救不了急。

問：長期服藥使病情穩定，甚至情緒和生理紊亂完全恢復正常，按理不是已經康復了嗎？

答：不大可能，這只是假性痊癒。憂鬱情緒為何會發展成為憂鬱症？是因為患者想努力消除憂鬱又不可能不引起心理糾纏。藥物不但不能觸動和改變「消除憂鬱」這個錯誤的主觀願望，反而助長了這個主觀願望。

藥物是用來對付憂鬱情緒和體化症的，這種治療方法在帶給重度憂鬱症患者假性痊癒的同時，也會使患者變得更加害怕憂鬱，逃避憂鬱，強化憂鬱意識，使憂鬱症變得久治不癒。

我們不反對使用藥物。相反，中度以上憂鬱症患者必須使用藥物，因為抗鬱藥物可以讓患者穩定情緒，從而更容易接受認知心理分析療法。

問：你認為怎樣的患者需要長期服藥？

答：藥物是給那些不肯接受或難以接受心理輔導的人而長期準備的。有這麼一部分患者，明明知道這是錯誤的，但仍死抱著「任何時候都不能有憂鬱，不能出現一點生理上的不適或軀體化」的主觀願望，多年來為之苦惱、為之奮鬥的這個願望就是捨不得拋棄。對於這種固執己見的人怎麼辦呢？只有用藥物與憂鬱症狀打拚下去，拚到哪裡算哪裡了。不過這種人的憂鬱症是不大會根治的，因為藥物絕不是萬能的法寶，服藥後還是會憂鬱的，不過是相應地減少了而已。

藥物只不過是一種緩解症狀的方式，雖然憂鬱症狀相對少了些，但也不可避免地出現憂鬱。再說，藥物用久了要降低效果，就像某些藥物用久了產生抗藥性而降低效果一樣，止痛藥片用久了就要從一片增加到兩片甚至更多。

患者聽了這樣的實話不必吃驚、難過，這是無法改變的客觀規律。所以患者要在自己身心恢復「正常和穩定」的時期用最短的時間接受正確的心理指導，打開心結，從源頭上根治病因。

心理治療成功後，就要全身心地投入生活。再根據自身的情況，在專業的心理醫生指導下，逐漸停藥。如果不能接受心理輔導，或者不能正確地對待憂鬱，仍在追求不憂鬱或再少一點的患者應堅持服藥，堅持到幾時呢？堅持到完全接納自己的憂鬱為止。如若永遠不能無條件地接納，憂鬱症也許要伴隨終身。

問：修行就能治好憂鬱嗎？

答：古今有不少憂鬱症者遁入空門修行，企圖尋求解脫憂鬱症的痛苦和現實煩惱的方法。筆者不懷疑一個真心修行的人能擺脫憂鬱的苦惱，甚至完全解決憂鬱症的問題。但是，如果抱著治鬱的目的去修行，就另當別論。大凡修行之人已是萬念俱灰，如果塵念未了，還會死灰復燃，這是大忌。修行不是躲避現實，是思考人生，修身養性。

憂鬱症是一種心理疾病，會透過各種生理症狀和附加行為反映出來。心理學家告訴我們，對待任何心理，只要不去強化，就會弱化，最終淡化。因此，許多憂鬱症患者尋求轉移注意力，轉移對憂鬱的關注。有人認為修行之路就是一種轉移注意、分解痛苦的路徑。錯了！只有現實生活才是轉移注意力的地方。修行雖然能苟且偷安，但只要回到現實，就會打回原形。

心理治療成功後，我們要求患者從整體上做策略性轉移，徹底離開憂

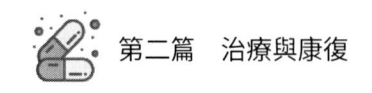

鬱的圈子，全身心投入現實生活，走淡化憂鬱的道路，憂鬱的意識才會真正消退。

問：那我離開已加入的各種憂鬱症社群，從此不再關注憂鬱相關的資訊，也不再與人討論憂鬱的問題，這樣會痊癒嗎？

答：憂鬱症患者轉移注意力必須是真心實意的，從思想內部，從靈魂深處認識憂鬱的本質，真正看輕、看淡憂鬱，真正藐視了憂鬱，才會輕裝上陣，義無反顧，闊步向前。如果「人在曹營，心在漢」，即使離開了憂鬱的圈子，仍然心繫著憂鬱的變化，牽掛著憂鬱圈子，這種轉移其實就是逃避，是對現實的一種逃避，這對憂鬱症的康復有害無益。

我見過不少憂鬱症患者，他們宣稱要徹底告別憂鬱圈子，實際上三天兩頭地匿名光顧著憂鬱症社群，留戀著社群的「一草一木」，這叫轉移注意力嗎？這一切都要求患者去認真理解憂鬱症的原理。當你真正理解之後，你就會感覺站在了泰山之巔，俯瞰紅塵滾滾，一切都那麼藐小。原來都是自己作繭自縛，聰明反被聰明誤。

當你對憂鬱有了真正的了解後，你的心胸開闊了，思想豁然開朗了，你跳出了眼前的迷障，你逃出了憂鬱的魔宮。這時候，我要恭喜你，你已經走出來了。當然這離康復還有一段距離，這段路程不用你費力地行走，只要順其自然，做你該做的事情，出現了憂鬱，不像過去那樣鬥得死去活來，糾纏不休，你會照樣生活工作。

一句話：不評價所發生過的一切！即使你控制不住去「評價」一番，也不要去對抗它，只有老老實實地服從它。容許內心的一切波動，容許和理解軀體化對你帶來的痛苦，絕不從正面堵截任何情感的衝動和爆發。

當然，你也要從側面去安撫自己的情緒，順其自然的同時，也應安慰勸導自己，盡快讓自己躁動不安的情緒穩定下來。只有讓內心得到靜養，你那顆被憂鬱撕裂得支離破碎的心才會漸漸得到修復，你的憂鬱陰影也會神不知鬼不覺地淡化。

問：情緒宣洩法或潛意識衝擊法可以治好憂鬱嗎？

答：有效果，但不能解決根本問題。當你暫時調整好情緒後，用不了多久，問題又來了。就好比割韭菜，你把它割得光光的，但它很快就會長出新葉子。所以韭菜越割越長，就像男人的鬍鬚，並不是刮一次就沒了，而是越刮長得越快。

透過情緒宣洩法或者潛意識衝擊法確實能把壓抑的情緒擠出來。就像一口井，你把滿滿的一口井抽乾了，但是第二天，你發現這個井裡的水又滿滿的。因為井水下面有泉眼，它會源源不斷地冒出水來。不切斷井底與地下河的連結，不切斷井水的再生機制，無論你怎樣從外面抽水，只會抽刀斷水水更流，地下河的水會源源不斷地湧上來，而且井水越來越新鮮。因此，對憂鬱症來說，一定要切斷它的再生機制 —— 錯誤認知，否則，憂鬱症是不可能會痊癒的。

問：性格決定命運，治好憂鬱一定要改造性格嗎？

答：性格缺陷在憂鬱惡化過程中發揮了催化作用，但性格問題僅僅是重要因素，而不是決定因素。我的性格至今未變，但我的憂鬱症已經康復很多年。雖然現在我有時還會有憂鬱，但這和我從前的憂鬱症狀和心理狀況有著天壤之別，內心再也不會因憂鬱而翻騰，因為我完全允許了自己的憂鬱。

改造性格既不是憂鬱症治癒的充分條件，也不是憂鬱症康復的必要條件。雖然改造性格可以緩解一些憂鬱，但不大可能從根本上治療憂鬱症，因為性格缺陷的背後是人的思想認知問題。

問：憂鬱症患者大多都是負能量滿滿，怎麼幫其轉化到正能量，或讓自己擁有較高的正能量？

答：是啊，來訪者都是負能量滿滿的。其實我們的古人早就發現了這個祕密，只不過沒有系統提煉而已。

心理治療其實就是正能量傳遞的過程。拙著《口吃原理與康復》裡，我就著重從能量的角度去分析口吃的康復之道。我覺得，在坊間「元氣」和「魂魄」、「火焰」等詞，其實就是現代人提到的正能量。許多心理問題，如驚恐症、恐懼症、強迫症、口吃症、憂鬱症、焦慮症等等，都可以解釋為「失魂落魄」或者正能量丟失、負能量驟增的過程。

所謂的心理治療，實際就是傳遞正能量的過程。如何向病人傳遞正能量？首先要幫他們打開正能量的傳遞通道，也就是透過正確的思想認知幫助他們打開心扉，打開心結，使之不再關閉心門，外面的正能量（「營養」），才能源源不斷地輸入。

其次就是輸入正能量。戶外燦爛的陽光、廣闊的天地、蓬勃的生活、熱情洋溢的文字，都聚集了滿滿正能量。只要患者融入其中，自然就會獲得正能量。當人的正能量達到一定的水準，精氣神就會恢復正常。到那時候，說話有底氣，處世有魄力，做人有彈性。一句話：人就可以適應周圍的社會環境。

問：暴露自己的憂鬱問題有助於憂鬱症的治療嗎？

答：病恥感雖然是憂鬱症康復路上的一大障礙，卻是人之常情。人與動物的根本不同在於人有思維，懂得羞恥，為何要暴露自己的隱私呢？所以刻意暴露自己有憂鬱的做法都是不現實的。一切為了減少憂鬱或者消滅憂鬱的辦法雖然暫時有效，但最終都是無效的。如果允許憂鬱的目的是為了消滅憂鬱，實際上還是不允許。真正的允許，就是放過憂鬱，管它有沒有。

問：我也知道正常人也有憂鬱的時候，可是我的憂鬱和他們不同。他們是憂鬱情緒，我是憂鬱症。有病不就得治嗎？

答：你以前也是正常人，不是不能容忍有一點常態性憂鬱，也就是你說的憂鬱情緒嗎？你現在是憂鬱症患者，你身上的病態性憂鬱，不也是和正常人身上的常態性憂鬱一樣嗎？你現在的狀況不就是當初不願意做一個有常態憂鬱的正常人而一步步地把自己逼成現在的憂鬱症患者的嗎？

既知現在，何必當初！唯一的出路，只有接受現在的病態性憂鬱。不管你現在處於哪個程度，哪個等級，你必須接受現實，否則現在的病態性憂鬱又會在你的耿耿於懷下形成新的憂鬱種子，你的憂鬱症也會因此邁上新的臺階。

問：你見過的憂鬱症康復者都是怎麼好的？

答：我沒有看到用藥治好的，我也沒有看到躲在家裡躺在床上想好的，更沒有看到高談闊論談好的，我只發現回歸生活，輔助藥物，最後擺脫藥物而真正獲得康復的。

思想觀念的改變是一切心理疾病獲得解脫的前提。這就是古人說的：看破才能放下，才能隨緣自在，才能走向康復。

第三節　關於康復

問：什麼是康復過程？

答：憂鬱症患者只有從錯誤思想中解脫出來，才能踏上正確軌道。進入這個軌道，就不需要任何動力，完全依賴於自覺。它是憂鬱症康復的一個全封閉軌道，是思想上的大徹大悟，意識上的痛徹心腑，心靈上的脫胎換骨，也是認知上一個全新的高度。我稱之為「泰山之巔」，只有到達「泰山之巔」，憂鬱症才算痊癒，剩下的就是康復過程，也就是憂鬱症不治自癒的過程，其最終結果就是完全康復。

問：何謂痊癒？

答：憂鬱症的痊癒是指認知端正，想法解放了。發生憂鬱後不會反覆評價和無休止的糾纏，不再和憂鬱（包括軀體化）作生死爭鬥。一句話：放下憂鬱，才是真正的痊癒。

問：痊癒標準是什麼？

答：發生憂鬱後能原諒自己，心態能很快地恢復平靜，不會過多地評價和糾纏，社會功能症狀逐漸恢復。

問：憂鬱症康復的標準是什麼？

答：憂鬱陰影、病態憂鬱基本消失。發生了憂鬱，不管多嚴重，雖然會感到難過，但能理解自己，讓心情很快恢復平靜。健康的心理，不是看其順心如意才開心，而是看他遇到煩心事以後能很快恢復平靜。不追求任何根治的目標，是憂鬱症康復的唯一標準。

問：我自認為想法上解脫了，但軀體化卻總是像幽靈一樣跟著我，讓我很難受，我該怎麼辦？

答：媽媽十月懷胎，妊娠反應，嘔吐不止，尤其到了七、八個月的時候，胎動激烈，但媽媽痛而快樂著。媽媽雖然遭點難，但能看到希望，想到生命誕生的那一天，媽媽臉上就會蕩漾幸福的笑。可是憂鬱症患者卻不是這樣，軀體化年復一年，日復一日，受其折磨，這種情況沒完沒了，這樣的日子沒有盡頭，怎麼能不叫人痛苦？

患者的肚子裡也有一個不聽話的孩子，那就是曾經被我們壓下去的憂鬱情結或憂鬱種子。只要種子一個個從潛意識層破土而出，我們的隱患才能逐漸排除，折磨我們的「心魔」和體化症才會逐漸失去威力、失去能量，最終消失。

問：等我解脫了，我就能理解自己的憂鬱情緒和軀體化了吧？

答：你的邏輯關係顛倒了。並不是等你解脫後，你就能理解憂鬱症存在的合法性，而是等你理解它的合理性後，你才能解脫。

問：憂鬱是困擾我人生的最大問題，等憂鬱症好了，我就是全世界最幸福的人了吧？

答：我想告訴你，當你的憂鬱症好了以後，你又會進入一個新的循環，因為人生的煩惱就是這樣的，這個煩惱沒了，另外一個煩惱又蹦了出來，層出不窮。所以不要對康復後期待過高，康復後你的生活依舊還是不如意事常八九。

問：秋水理論是要我們接受憂鬱，放下憂鬱不管，聽之任之嗎？

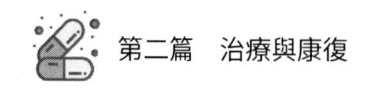

答：接受了秋水理論後就能透視憂鬱真相，對憂鬱不再感到那麼害怕。但這並不意味著解脫後，對憂鬱聽之任之，放任自流，恰恰相反，應盡最大努力避免發生憂鬱，因此大家遇到症狀一定要迂迴繞過，絕不能蠻幹過去。

尚未解脫的患者，帶著沉重的思想包袱去對付憂鬱，去避免發生憂鬱。解脫後是帶著一顆遊戲心去避免憂鬱，是輕裝上陣對付憂鬱。

問：怎樣正確對待憂鬱？

答：「等憂鬱不再傷害我，我就會原諒它，接受它，否則我就不能放過它，誰叫它惹我，影響我的生活！」這是憂鬱症患者的認知態度，所以患者拚命去消滅憂鬱，結果深陷其中不可自拔。正確的態度是，原諒和接受憂鬱（因為我對抗它才導致今天的局面，憂鬱和它的軀體化是無辜的，是我錯在先，憂鬱懲罰我在後，所以我一定原諒憂鬱），憂鬱才會慢慢放過我。

問：秋水理論提倡放過憂鬱，卻又要患者盡力防範憂鬱，這豈不矛盾？

答：放下或放過憂鬱，是指想法上放下戰勝和消滅憂鬱的心理負擔和包袱，但行動上又要高度提防憂鬱，避免發生惡性憂鬱。所以，放下是指思想，重視是指行動，兩者不僅不矛盾，反而構成互補關係。

因此，患者解脫後，思想上就卸了沉重的抗鬱包袱，輕裝上陣投入生活和事業中，但這並非意味著日常生活對憂鬱放任自流，而是小心防範。

患者可根據自己的實際情況，缺什麼補什麼。隱性（或微笑）憂鬱症患者可以多看看人生哲理和心靈智慧方面的書，如老子的道德經，陽明心學和其他傳統文化。

顯性（或典型）憂鬱症患者，可以多參加運動和社交活動。只要學會換位思考，理解客觀刺激，理解自己，只要不像過去一樣挖空心思地消滅憂鬱，不再把憂鬱當作生活中重要的事情來做就行。

問：我想的東西比較多，好像也有強迫思維，會不會對憂鬱治療有影響？

答：很正常。強迫思維是每個人都有的心理現象，只是輕重不一而已。憂鬱症患者，表面上只是憂鬱的問題，實質上是人生觀、價值觀和世界觀以及思維出現了問題。在扭曲的心理下，表現出憂鬱、恐懼、疑心、焦慮、強迫等現象絲毫不奇怪。

憂鬱症的本質是對自身症狀的恐懼而引起的強迫。恐懼是一種心動（來自潛意識的心理衝動），患者總想壓制心動，反而陷入了壓制與反壓制、強迫與反強迫的惡性循環中。說到這裡，你該明白怎樣對待自己的強迫思維，因為你根本鬥不過這些深藏不露的「小人」，受傷的只有你自己。

問：有沒有一種兩全其美的辦法既讓我康復，又不遭受情緒和軀體化的折磨？

答：憂鬱症的康復必須承受情緒和軀體化頻繁發作。只有禁得住涅槃之痛，才配得上重生之美。

問：老師，你能否用幾句話簡要歸納一下孩子的憂鬱問題？

答：憂鬱症治療的最大失誤就是被大眾誤導，輸入「抗疫」的決心，那些帶病工作的憂鬱者，硬是把自己逼上絕路。一定要知道，憂鬱不是疫情，前者是主觀情緒，後者是客觀問題。

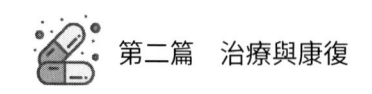

微笑（隱性）憂鬱者，自殺率很高，他們才是真正的抗鬱者——與憂鬱作生死搏鬥。這個戰場雖沒有硝煙瀰漫，但其慘烈程度堪比古今中外任何殘酷的戰役。他們從早到晚，甚至每時每刻都在與憂鬱頑強地爭鬥，他們在職場、在家庭，都在假裝、掩飾、表演、強忍，最後崩潰。

憂鬱情緒來了怎麼辦？感情似水。汲取古代大禹治水的智慧：疏而不堵。滔滔黃河，不能正面抵抗，可從兩旁構築堤壩，防止其氾濫成災。憂鬱不能抗擊，必須防患！

對孩子來說，最好的「防鬱」就是叛逆。所以家長要感謝孩子的叛逆情緒或叛逆行為。退避在家的憂鬱者，才是真正的「防鬱專家」，因為退避才是最好的進攻，退避才是最好的自我保護。最好的「防鬱」不是出門運動，不是繼續上學，不是被送入「魔鬼訓練營」，更不是被強行送進精神病科，而是退避在家。

孩子憂鬱了，最先想到的就是回到溫馨的家裡，就如受傷的戰士，最想回到後方養傷。前面有刀山火海，後面有敵人追殺。孩子怎麼辦？躲到家裡等待親人的救援。可是幾乎所有的家長都會出賣孩子，把受傷的孩子繼續送到前線去打仗，把孩子推向火坑，推向深淵。

中重度憂鬱者，建議用藥，但不能勉強。只要憂鬱者沒有自殺或攻擊他人的行為，切勿強行送到醫院，否則會第二次傷害孩子。如果孩子因為憂鬱退避在家，完全「躺平」、「黑白顛倒」，就像在雪地裡睡覺，家長一定要叫醒孩子，否則，可能凍斃於風雪之中。正確的做法是，激怒孩子，攪動孩子的憂鬱情緒，疏通淤堵的情緒，才是最好的防鬱。

如何激怒孩子？可以採用「敵駐我擾，敵進我退，敵疲我打」的游擊戰術。孩子窩在家裡不動，家長就干擾；孩子發脾氣攻擊家長，家長就閉嘴或離開；孩子攻擊完了，自然就會洩氣，家長可趁機前去「收拾他」，用逆向思考去引導和開導孩子，因為孩子有心結，一定要找到其心結在哪裡。

心病還要心藥醫，拙著《情緒心理學》有很多實戰案例，幫家長打開孩子的心結。

那些乖孩子、濫好人、逆來順受者、極度追求完美者、學業或行業的佼佼者，相對容易患上憂鬱症，而且大多是隱性憂鬱。這類患者自殺風險最大，也最值得父母、學校和社會關心。倒是那些平時馬虎隨便，喜歡頂嘴，甚至罵人，調皮搗蛋的「壞孩子」，往往與憂鬱無緣。

問：人怎麼活著才有意義，才不會憂鬱？

答：人有了牽掛，才會有目標，否則就會像脫韁的野馬亂跑，像斷線的風箏隨風飄蕩。沒有牽掛，活得就會漂浮，就沒有方向，到處瞎轉，就像行屍走肉一樣苟延殘喘。

《大學》裡有一句話：知止而後定，定而後能安，安而能靜，靜而能慮，慮而能得。意思就是一個人要想獲得事業和人生的成功，就得先確立自己的可行目標。有了目標，人的心就不會漂浮，就會收攏，人就會安靜下來，繼而一步步向目標靠近。

問：憂鬱症可以不治自癒嗎？

答：憂鬱症是因為壓力和情緒管理不當導致的心理疾病，不是什麼器質性疾病。因此，只須觀念轉變，正確管理壓力和情緒，憂鬱症自然就會不治自癒。事實上，現實中有不少曾經患憂鬱症的人自然而然就好了。

真正的治療，就是幫助患者縮短走向不治自癒軌道的程序。只有放下「治」，才是真正自癒的開始。問題是如何才能放下「治」的想法，本書就

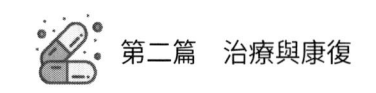

是要幫助讀者解決這個問題 —— 透過治心，走到不治自癒。鬱友總結：透過您的解答，我懂得了許多憂鬱的知識。特別是不治自癒的論述，讓我震撼。生活中的自癒者的確不少，在高中遇到過，大學遇到過，進入職場後也遇到過，只是我以前視而不見。人家確實沒拿憂鬱太當一回事，不憂鬱了也沒有什麼感覺，不會宣揚。我的高中同班同學也憂鬱，但他自己走上了自癒之路。大多數自癒者是不自覺地走上自癒之路，您自己也是不治自癒，這種經驗十分寶貴，具有可操作性。我只恨自己沒有早幾年認識老師，早幾年研讀秋水理論。您的思想精髓不是「治」，而是「自癒」。自癒的理念融入生活本身，自癒的過程乃生活本身。生活裡沒有「治」的影子，卻處處貫穿了「治」。是無為，則無不治。大道至簡，又應了古人那句話。

破曉前的黑暗，憂鬱症原理與康復：

扭曲心理、致鬱過程、心理障礙、認知偏離……深度剖析憂鬱症成因與特徵，在最深的黑暗中尋找自我

作　　者：袁運錄，袁媛
發 行 人：黃振庭
出 版 者：崧燁文化事業有限公司
發 行 者：崧燁文化事業有限公司
E-mail：sonbookservice@gmail.com
粉 絲 頁：https://www.facebook.com/sonbookss/
網　　址：https://sonbook.net/
地　　址：台北市中正區重慶南路一段 61 號 8 樓
8F., No.61, Sec. 1, Chongqing S. Rd., Zhongzheng Dist., Taipei City 100, Taiwan
電　　話：(02)2370-3310
傳　　真：(02)2388-1990
印　　刷：京峯數位服務有限公司
律師顧問：廣華律師事務所 張珮琦律師

定　　價：375 元
發行日期：2024 年 09 月第一版
◎本書以 POD 印製
Design Assets from Freepik.com

國家圖書館出版品預行編目資料

破曉前的黑暗，憂鬱症原理與康復：扭曲心理、致鬱過程、心理障礙、認知偏離……深度剖析憂鬱症成因與特徵，在最深的黑暗中尋找自我 / 袁運錄，袁媛 著 . -- 第一版 . -- 臺北市：崧燁文化事業有限公司，2024.09
面；　公分
POD 版
ISBN 978-626-394-734-4(平裝)
1.CST: 憂鬱症 2.CST: 健康照護
415.985　　113012515

電子書購買

爽讀 APP

臉書